SENAC
Serviço Nacional de Aprendizagem Comercial-DF

PRESIDENTE DO CONSELHO REGIONAL
Adelmir Santana

DIRETOR REGIONAL
Luiz Otávio da Justa Neves

EDITORA SENAC DISTRITO FEDERAL
Coordenador
Luiz Otávio da Justa Neves

Editora-chefe
Bete Bhering
(mariabh@senacdf.com.br)

Livreiro-Chefe
Antonio Marcos Bernardes Neto
(marcos@senacdf.com.br)

Coordenação Editorial
Gustavo Coelho
(gustavo.souza@senacdf.com.br)

Equipe da Editora
Bete Bhering, Gustavo Coelho, Nair Ofuji, Paula Dias

EDITORA SENAC-DF
SIA Trecho 3, lotes 625/695,
Shopping Sia Center Mall - Loja 10
CEP 71200-030 - Guará-DF
Telefone: (61) 3313.8789
e-mail: editora@senacdf.com.br
home page: www.editora.senacdf.com.br

CONSELHO EDITORIAL

Ana Beatriz Azevedo Borges
Antonio Marcos Bernardes Neto
Elidiani Domingues Bassan de Lima
Kátia Christina S. de Morais Corrêa
Luiz Carlos Pires de Araújo
Paulo Henrique de Carvalho Lemos
Thales Pereira Oliveira
Verônica Theml Fialho Goulart
Viviane Rassi

NESTA EDIÇÃO

Texto
Paula Andrade

Revisão textual
Edelson Rodrigues

Capa, Projeto gráfico
Gustavo Coelho e Isabela Lima Cardoso
Diagramação
Gustavo Coelho, Isabela Lima Cardoso e Luiza Camelo

lettering: Débora Vilarinhos (debora.vilarinhos@gmail.com)
Fotos: Pedro Santos (pedrosantosrochap@gmail.com)
Banco de imagens Thinkstock.com
Revisão de prova: Nair Ofuji

Copyright © by Paula Andrade
Todos os direitos desta edição
reservados à Editora Senac-DF.
Editora Senac Distrito Federal, 2017.

Ficha Catalográfica

A553
    Andrade, Paula.
        Não contém leite : receitas para alérgicos à caseína e intolerantes à lactose / Paula Andrade - Brasília: SENAC-DF, 2017.
        172 p. il. 19x22cm

      ISBN: 978-85-62564-64-2

      1. Culinária. 2. Alergia alimentar. 3. Alimentação infantil. I. Título.

                                                                   CDU 641-053.2

Lidiane Maia dos Santos – Bibliotecária – CRB 2284/DF

Paula Andrade

não contém leite

RECEITAS PARA ALÉRGICOS À CASEÍNA E INTOLERANTES À LACTOSE

Livraria & Editora Senac-DF
Brasília-DF,
2017

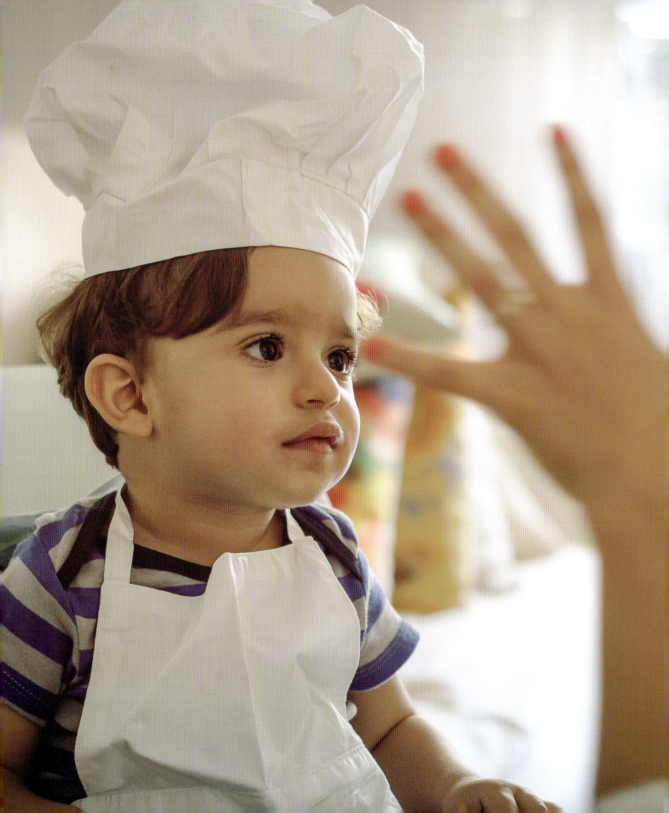

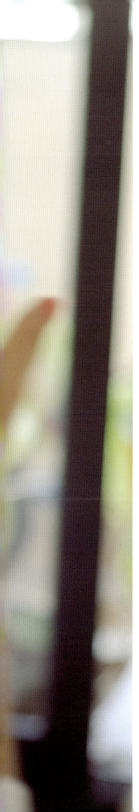

Dedicatória

Dedico esse livro a todas as mães, que se entregam de coração para fazer o melhor para seus filhos. Em especial para a minha falecida mãe, dona Lucia, a maior masterchef do universo!

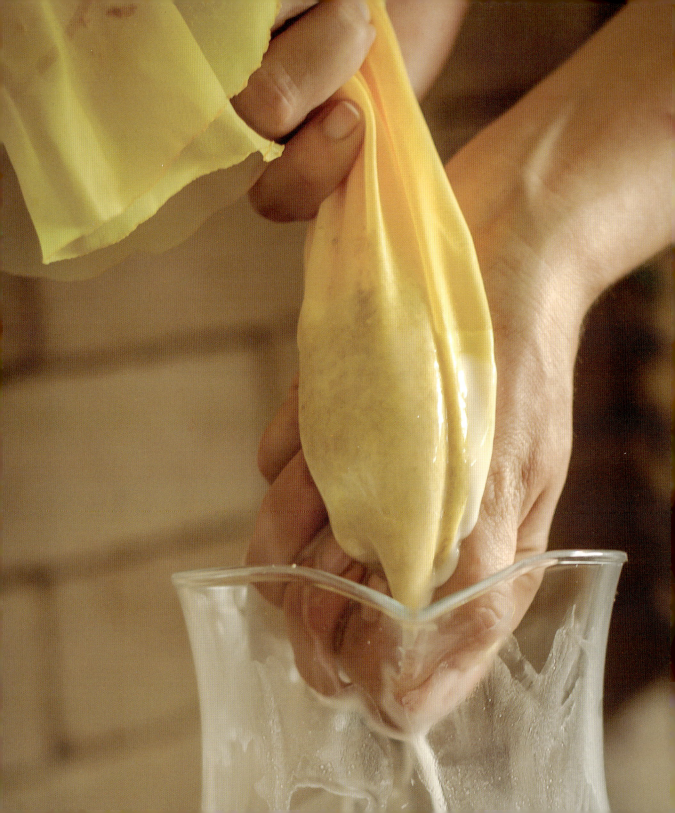

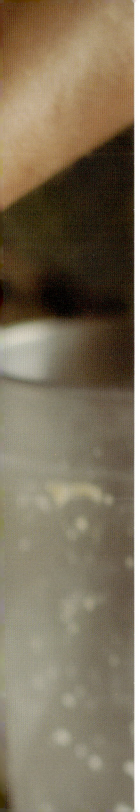

"Quem pensa que a comida só faz matar a fome está redondamente enganado. Comer é muito perigoso. Porque quem cozinha é parente próximo das bruxas e dos magos. Cozinhar é feitiçaria, alquimia. E comer é ser enfeitiçado."

Rubem Alves

"Cozinhar não é serviço. Cozinhar é um modo de amar os outros."

Mia Couto

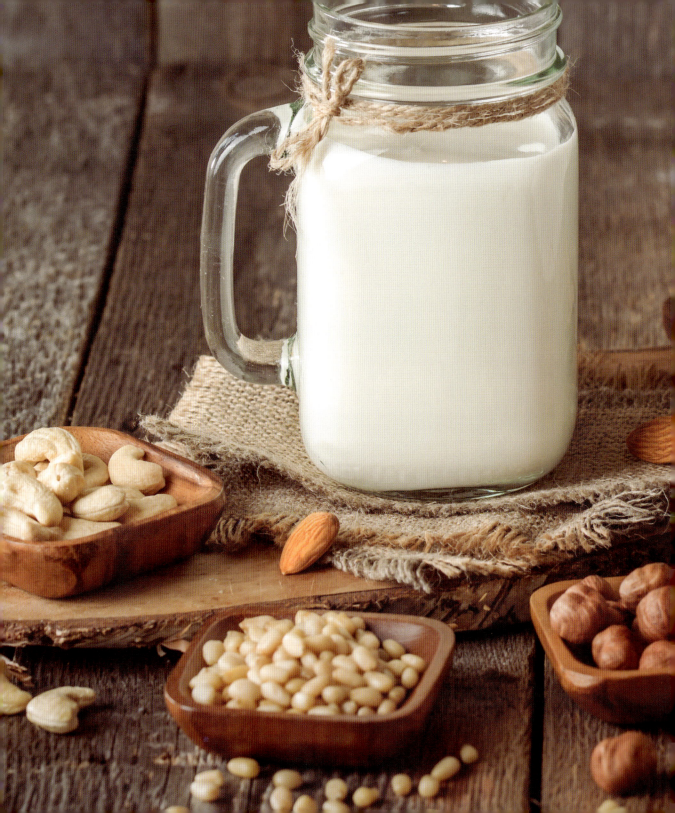

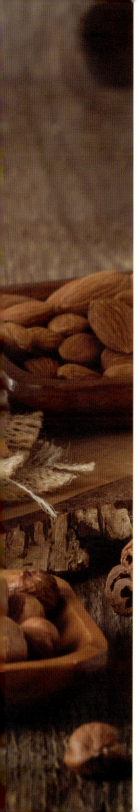

Como incluir a pessoa com alergia alimentar em um ambiente social formado por não alérgicos? E se essa pessoa for uma criança? Como evitar que ela se sinta excluída de momentos que trazem tantas alegrias para seus amigos e familiares, como festas infantis, almoços em família, lanches coletivos com amigos? Esse problema é a raiz que resultou neste livro.

Basicamente, este não é um simples livro de receitas. É um livro de inclusão social. Comer não é apenas um dos maiores prazeres do ser humano, mas um ato de interação social. Compartilhar uma refeição é compartilhar parte da nossa intimidade e negar isso a uma pessoa por uma questão de saúde faz com que ela se sinta excluída da sociedade.

Esse foi o caso da autora Paula Andrade. Ela viveu essa exclusão na pele quando recebeu o diagnóstico de que seu filho de apenas três meses tinha Alergia à Proteína do Leite de Vaca (APLV). Para não ter que parar de amamentar, ela encarou o desafio de seguir a dieta altamente restritiva e tudo mudou. Isso porque quando uma pessoa, ou criança, recebe o diagnóstico de alergia alimentar, uma coisa é certa: a família toda precisa mudar hábitos e adotar um novo modelo de alimentação.

A dedicação à saúde do filho impulsionou a autora a buscar alternativas de receitas que trouxessem de volta o prazer de comer, sem paranoias, sem medo. Mesmo sem ter passado por uma escola da gastronomia, ela estudou em casa, testou alternativas, passou meses na cozinha até que as receitas ficassem muito próximas de suas versões originais que usam leite. Ou seja, este livro tem tempero de mãe, sabor de comida de mãe. Aliás, mais do que isso: tem amor de mãe.

O SENAC vê, com muito carinho, essa cozinha afetiva. Uma cozinha que é acessível a todos, por não ser muito técnica. Mais do que isso: uma cozinha inclusiva - que abraça e insere no contexto gastronômico pessoas que hoje estão excluídas por questões de saúde. Sejam alérgicos, sejam intolerantes, ou mesmo excluídos do universo gastronômico por crenças pessoais. A gastronomia e a nutrição saudável podem e devem andar juntas. São complementares. Por isso acreditamos nesse projeto e lançamos esse livro.

Desejamos que todos aproveitem bastante.

Adelmir Santana
Presidente do Conselho Regional do Senac - DF

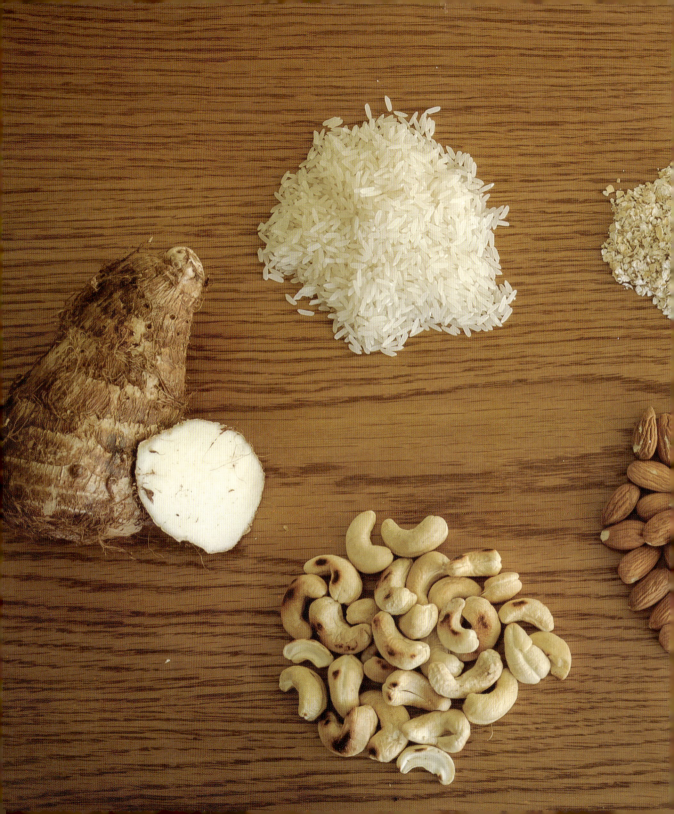

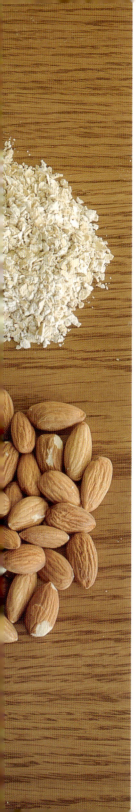

Prefácios

Comer bem é um dos maiores prazeres que o ser humano pode desfrutar. Quem não abre um sorriso de orelha a orelha, esquece os problemas do cotidiano, fica maravilhado, ao ver uma mesa repleta de comida boa? Não há nada melhor do que chegar a casa após um dia cansativo de trabalho, abrir um bom vinho, colocar seu filme favorito na televisão e comer todas as delícias e guloseimas que tem direito, sem ter que pensar em calorias, dieta, restrições alimentares e todos os demais problemas que o século XXI trouxe para as nossas vidas.

Agora imagine amar fazer tudo isso e, de repente, sem aviso prévio, sem preparação nenhuma, ter que se privar de basicamente todo tipo de comida que te faz feliz! Eu não consigo imaginar. Mas pude presenciar essa batalha diária que a minha aluna Paula Andrade teve que travar.

Conheci a Paula no meu curso de culinária, no qual, durante três meses, cozinhamos todos os tipos de comida, sem nenhuma privação. Eram quilos de manteiga, bastante sal, um bocado de queijo, carne vermelha à vontade... E uma aluna que não podia comer nada disso. Foi um desafio muito grande para ela!

Após terminar o curso, Paula me procurou e contou da ideia de escrever um livro com receitas e conselhos que ajudariam futuras mamães a superar os obstáculos de uma alimentação tão restritiva. Seria um livro único, bem diferente de qualquer outro no mercado!

No início, fui bem reticente à ideia de algumas receitas. Como chef, muitas vezes não consigo gostar da possibilidade de substituir ingredientes que amo tanto por outros que tentam copiá-los. Não queria usar leite de castanha em vez do leite normal, uma carne que não fosse carne e assim por diante. Até que, um dia, combinamos de testar umas receitas. Foi aí que tudo mudou. Fizemos um ww bechamel, um clássico da cozinha francesa, com bebida vegetal a base de castanha-do-pará. Escoffier que me perdoe, mas a diferença de sabor e textura era imperceptível. A partir desse momento, acreditei que poderíamos, sim, brincar com receitas clássicas e alterá-las a fim de atender o propósito deste livro e ajudar milhões de mães que têm que conviver com essa restrição diariamente.

O resultado está aí. Receitas maravilhosas, de sabores idênticos aos – ou muito parecidos com os – de pratos que conhecemos bem. Tudo feito com muito amor e dedicação pela Paula. Eu não poderia estar mais feliz com o resultado alcançado.

Espero, de coração, que todas gostem e usem muito este livro! Quero vê-lo imundo de comida, gasto, com páginas marcadas por gotas de molhos que espirraram da panela! Tenho certeza de que muitas de vocês que perderam o prazer de comer bem voltarão a se deliciar e sentir aquele amor pela comida que descrevi logo no início.

Ser mãe não é fácil! Ninguém disse que seria. Mas imagino que seja muito gratificante poder olhar nos olhos da sua criança e ver aquela felicidade e tranquilidade imensa após uma boa alimentação. Sei que a criança sente isso também ao olhar para você! Por isso, vamos usar este livro, melhorar a qualidade e o sabor das nossas refeições. E sejamos todos felizes como a Paula é hoje com seu pequeno!

Um beijo imenso a todas as mães guerreiras que, mesmo com tantas dificuldades, estão sempre radiantes e com um belo sorriso no rosto!

Paulo Tarso
Chef

Sempre fui daquelas mulheres que viviam para trabalhar. Carreira em primeiro lugar. Sem hora pra sair, sem tempo pra nada. Mas, mesmo com a rotina corrida, ainda me preocupava com alimentação e saúde. Em 2011, as coisas começaram a mudar. Engravidei e, em outubro do mesmo ano, Isabelle nasceu trazendo um novo mundo para minha vida.

Fui daquelas mães neuróticas (que mãe não é?) com tudo: hora de dormir e de amamentar, rotina pra brincar, alimentação balanceada. O que ela comia sempre foi minha maior preocupação, desde a amamentação. No primeiro mês de vida de mãe e filha meu leite secou. Tive de inserir leite artificial. Com quatro meses, ela começou a recusar todo e qualquer leite. Passava mal. Refluxo oculto e vômito. Não podia nem sentir o cheiro de leite.

Na busca por respostas (não entrava na minha cabeça um bebê que não tomasse leite), não obtive o diagnóstico de alergia por meio de exames laboratoriais, mas clinicamente ela não o aceitava. Por orientação da gastro e do pediatra, retiramos o leite e aos quatro meses ela começou a comer. Foi então que iniciei minha busca por opções que ela (e eu) pudéssemos comer com sabor.

Engana-se quem pensa que sempre fui "da cozinha". Descobri-me cozinheira depois de mãe. Em 2014, resolvi largar meu emprego em um órgão público para me dedicar a minha filha e à cozinha. Comecei a cursar Gastronomia, fiz outros tantos cursos específicos voltados ao público alérgico e percebi o quanto esse novo rumo me fazia feliz. Adaptando receitas tradicionais, criando outras novas me descobri realizada e comecei a fazer produtos para amigos, que indicavam para outros amigos e assim, despretensiosamente, nasceu a Quitutices.

Como boa "marqueteira", pesquisei o mercado de restrições alimentares e vi que existia (ainda existe) uma carência muito grande por bons produtos e por lugares em que as pessoas com restrições possam se sentir seguras e incluídas. Fiquei dois anos trabalhando em casa, desenvolvendo, adaptando, criando receitas e vendendo sob encomenda.

Em abril de 2016, a Quitutices ganhou sua própria casa, na comercial da 216 Sul, em Brasília. Minha filha me inspirou e me impulsionou a dar uma virada na minha vida. Hoje, com 5 anos, ela já pode consumir leite, mas não consome por opção

dela. E eu aceito, apoio e continuo minha caminhada por ela e por tantos outros que precisam dessa inclusão feita pela gastronomia.

Inaiá Sant'An
Chef

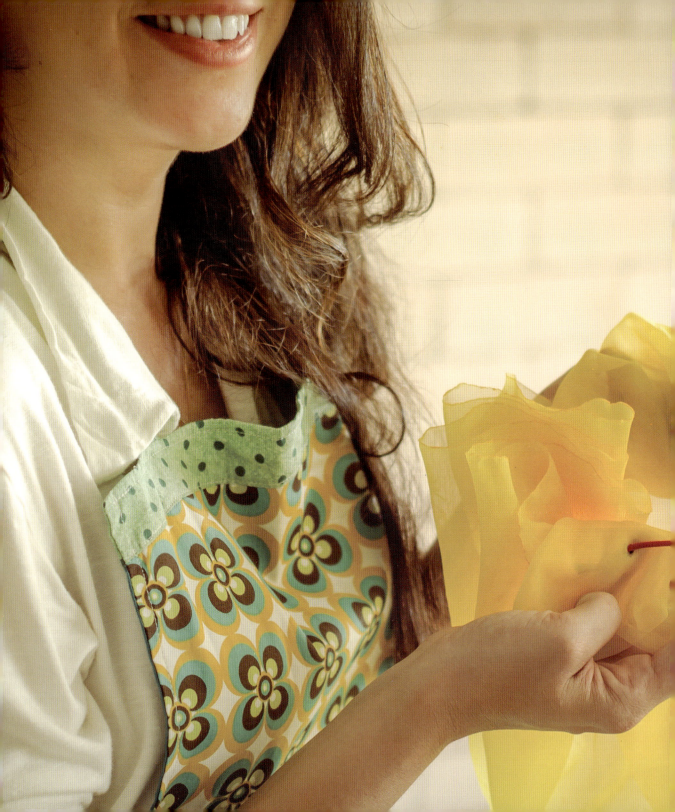

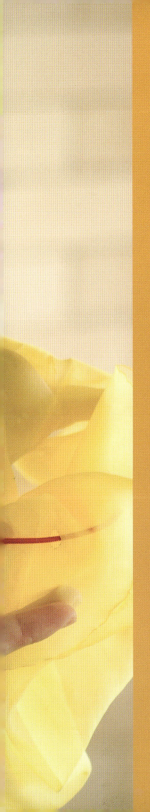

sumário

Apresentação • 19
Leite de vaca: herói, vilão ou... • 23
Alergia alimentar-diagnóstico,
desenvolvimento e cura • 27
Alergia à Proteína do Leite da Vaca (APLV) • 31

Leites Vegetais... 39

bebida vegetal a base de arroz • 42
bebida vegetal a base de amêndoas • 45
bebida vegetal a base de inhame • 46
bebida vegetal a base de coco • 49
bebida vegetal a base de aveia • 50
Creme de bebida vegetal a base de castanha de caju • 53
Requeijão de palmito • 54

Entradas... 57

Pasta de grão-de-bico (homus) • 60

Pasta de berinjela (babaganoush) • 63

Pasta de cebola crocante • 64

Caponata italiana • 67

Creme de tomate com bacon • 68

Ceviche clássico peruano • 71

Carnes vermelhas... 73

Medalhão de filé-mignon com molho poivre vert • 76

Pernil suíno assado com abacaxi • 79

Arroz cremoso de carne seca • 80

Picadinho de filé-mignon • 83

Strogonoff de carne vermelha • 84

Carnes brancas... 87

Frango ao curry • 90

Bobó de frango • 93

Iscas de frango ao molho cremoso de gengibre • 96

Filé de peixe assado • 99

Minigratinado de bacalhau • 100

Molhos para massas... 103

Molho de carne vermelha • 106
Frutos do mar • 109
Camarão do molho de limão • 113
Molho bechamel • 114
Molho funghi • 117

Doces e sobremesas... 121

Brownie de chocolate • 126
Bolo de limão siciliano • 129
Bolo de fubá com calda de goiaba • 130
Bolo formigueiro com calda de chocolate • 133
Cookie de baunilha • 136
Cookie de laranja • 139
Cookie de chocolate • 140
Pudim de "leite" • 143
Musse de Chocolate • 146
Musse de chocolate sem ovo • 149
Brigadeiro de bebida vegetal a base de castanhas • 151

Pães e Lanches... 153

Clafoutis de abobrinha com tomate • 156
Biscoito de polvilho • 160
Crepioca • 163
Cuscuz de milho com tomate • 164
Pão-de-o-quê-você-quiser • 167

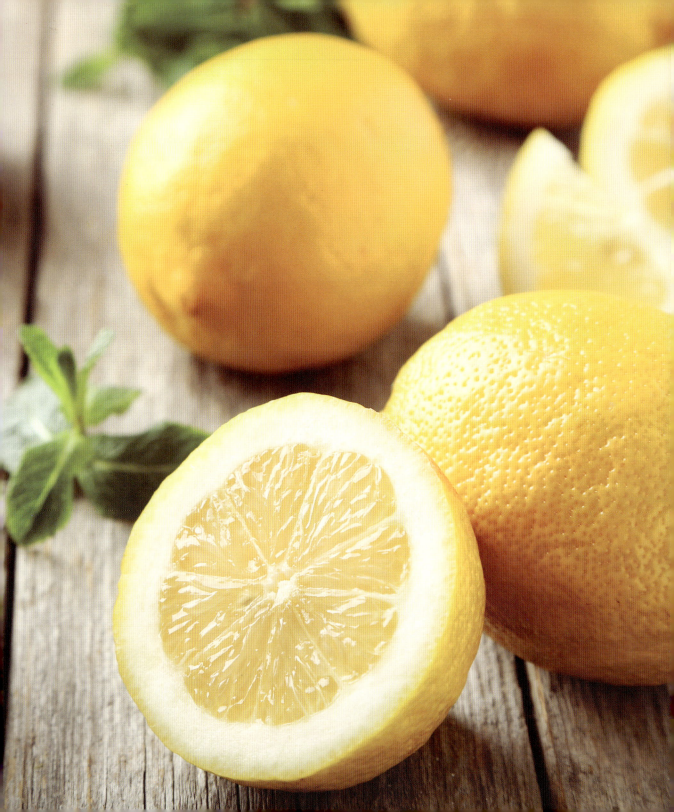

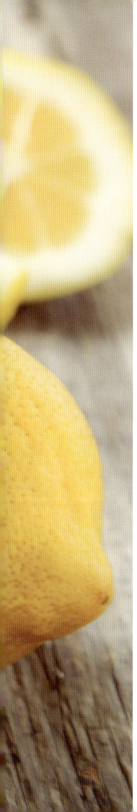

Apresentação

Por Paula Andrade

Se a vida lhe der limões, faça um chá inglês completo!

 Mãe é um "bicho" engraçado. Se o médico mandá-la pular sete ondas todos os dias, às 3 da manhã, para garantir a saúde do filho, certamente ela o fará. Eu não sou diferente.

 No entanto, em vez de me mandar pular sete ondas, o pediatra do meu filho me mandou cortar totalmente, e por tempo indeterminado, o consumo de leite e derivados, além da carne bovina. Meu bebê, de pouco mais de três meses, havia sido pré-diagnosticado com Alergia à Proteína da Vaca – ALPV, e poderia vir a ter sérios problemas de desenvolvimento caso seu organismo continuasse a ter contato com o alimento. Parece fácil, não é? Tirar o leite e seus derivados da dieta. Mas não se engane.

 A pergunta certa é: Paula, você gosta de leite e derivados? Respondo-lhes facilmente: muito! Eu simplesmente amo leite, queijos, manteiga e, claro, uma suculenta fraldinha assada, daquelas que desmancham na boca. Nunca cogitaria ficar sem esses alimentos. Exceto pelo meu filho. Vivi uma escolha de Sofia: ou fazia a dieta ou parava de amamentar. Escolhi fazer a dieta. E fui disciplinada. Cortei totalmente o contato com qualquer derivado de leite. Passei a ler rótulos enlouquecidamente, a levar o meu próprio almoço para os encontros de família. Evitava ao máximo comer na rua.

 O que eu não imaginava era enfrentar a confusão que as pessoas fazem entre alergia e intolerância ao leite. Diferentemente da intolerância à lactose (açúcar), a alergia é provocada pela proteína do leite, principalmente a caseína. E esse "pequeno" detalhe faz uma enorme diferença. A proteína é parte da estrutura do alimento. Ou seja, quando o médico lhe disser para "ficar longe", é para ficar longe mesmo. Há quem alerte, inclusive, para o uso de talheres ou outros utensílios domésticos, principalmente os de plástico, pois mesmo após a lavagem, eles poderiam conter traços e, com isso, haveria risco de contaminação cruzada. Na dúvida, melhor não arriscar.

Tudo isso aconteceu em meio a um curso intensivo de gastronomia que eu fazia com o chef Paulo de Tarso Filho. Um belo banho de água fria. Lá estava eu, no meio da aula, cozinhando, fazendo delícias, mas sequer podia experimentá-las. Por meses a fio eu vivi a tortura dos cheiros, sabores e imagens na hora dos jantares da turma. Resultado: eu era a personificação do mau-humor. Coitado do meu marido.

Na luta para variar o cardápio, percebi o quanto uma família de alérgicos sofre. Encontrei centenas de receitas na internet, quase todas copiadas e coladas a esmo, por pessoas que nunca saíram da etapa do miojo. Resultado: quase nenhuma funcionava. Fora a eterna confusão entre intolerantes e alérgicos.

Foi assim que surgiu a ideia de escrever um livro de receitas específico para mães de crianças que, como eu, estão passando por essa fase de restrição. Receitas com aval de um chef de cozinha de verdade (ou seja, com sabor!). De teste em teste, de receita em receita, consegui transformar os limões que a vida me deu num belo chá da tarde completo!

A notícia boa é que, em princípio, a alergia tem prazo para acabar. Seguindo corretamente a dieta, em alguns meses o organismo passa a conseguir fazer a digestão da caseína. Para isso, ter disciplina é fundamental e vale a pena. Hoje já posso oferecer pão de queijo para o meu baixinho. E para ajudar as mamães e papais que estão vivenciando essa fase difícil, porém temporária, deixo algumas das receitas que me ajudaram muito a manter a qualidade e o sabor do cardápio de casa, sem perder o prazer pela comida.

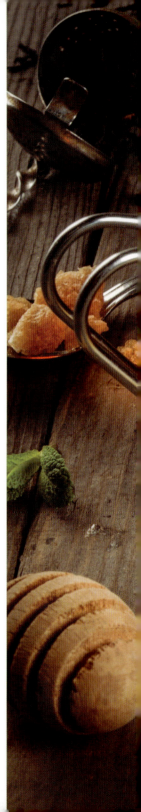

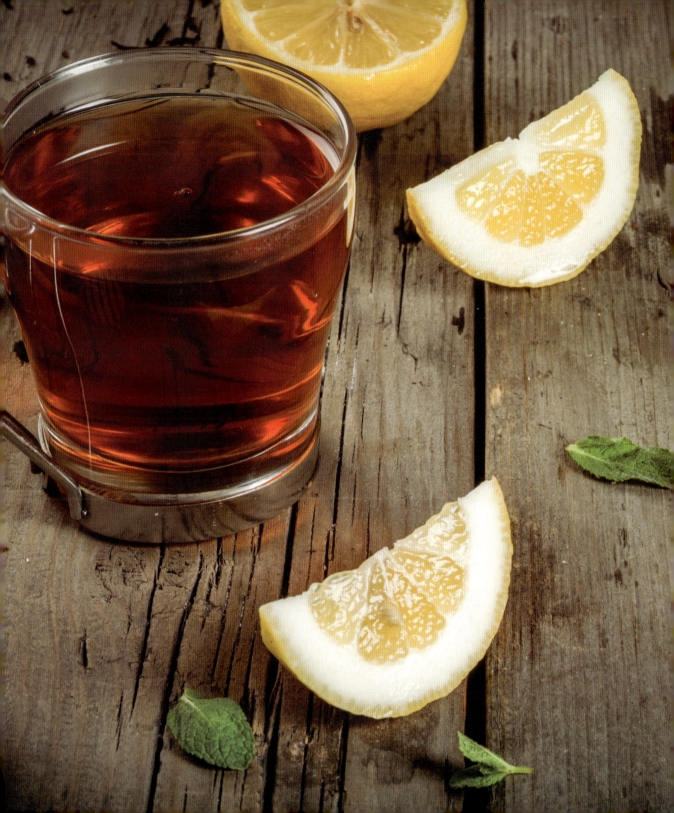

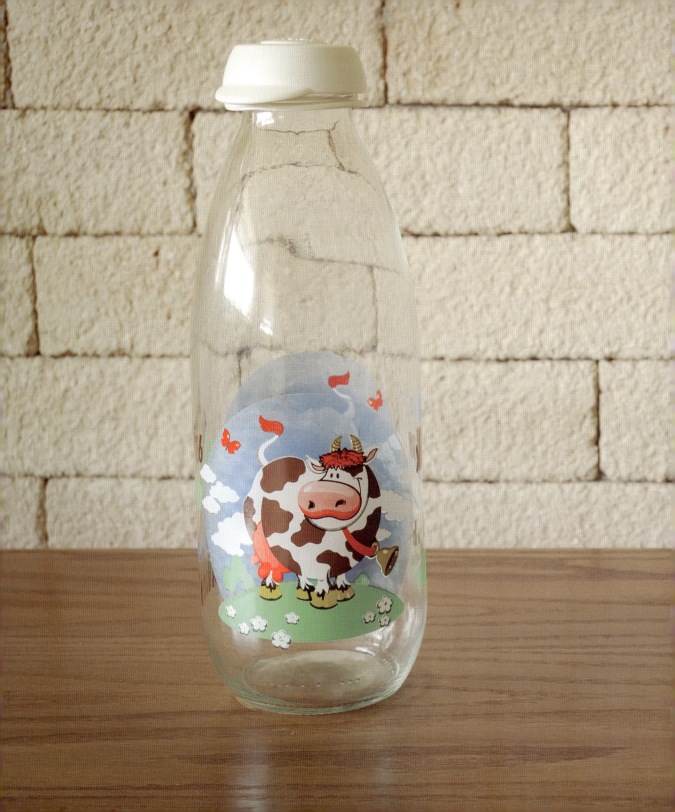

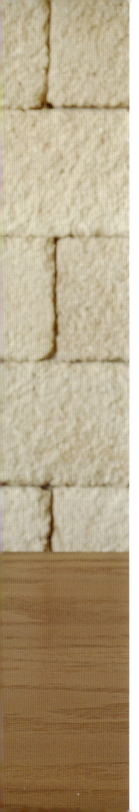

Leite de vaca: herói, vilão ou...

Dr. Moisés Chencinski
Presidente do Departamento Científico de Aleitamento Materno da Sociedade de Pediatria de São Paulo (2016 / 2019), editor do blog Pediatra orienta da Sociedade de Pediatria de São Paulo e idealizador do movimento Eu apoio leite materno.

Convido vocês, leitores, a fazerem uma pesquisa familiar. Perguntem para suas mães e avós quantos casos de alergia à proteína do leite de vaca (APLV) ou intolerância à lactose (IL) elas conheceram quando vocês eram crianças. Tenho quase certeza que grande parte delas nem vai saber o que é isso, outra parte não vai ter conhecido nenhum caso e uma ou outra deve se lembrar de algo parecido.

Hoje em dia, são tantos, tantos, tantos casos, que chegamos a questionar a estatística nacional e até a mundial. Segundo estudos, no Brasil, 3% a 6% das crianças apresentam alguma alergia alimentar. E entre essas 85% são de APLV. Atenção: são 85% de 3 a 6% e não do total. Simplificando cerca de 5% das crianças, 5 em cada 100, 50 em cada mil, 500 em cada 10.000 têm o diagnóstico CONFIRMADO de APLV. Fala sério! Não parece que tem muito mais?

Mas, mesmo sendo correto na conta, vem a dúvida: o que aconteceu nesses últimos 50 anos? Mudaram as vacas? Mudou o leite da vaca? Mudamos nós? O que aconteceu desde a época em que muitos de vocês tomavam leite ordenhado diretamente da vaca no copinho, e que deixava aquele bigodinho inconfundível e revelador?

Talvez a resposta seja uma mistura de todas essas transformações. E isso para ser bem direto e objetivo.

- Sim, as vacas podem ter mudado. Sua alimentação mudou. As vacinas, o acompanhamento, seu local de confinamento hoje são diferentes.

- Sim, o leite das vacas pode ter mudado. Se imaginarmos os pastos de hoje, com agrotóxicos, com fertilizantes e a composição das rações, podemos visualizar essa diferença.

- Sim, nós podemos ter mudado. A cada década temos novas doenças aparecendo, novos remédios, alimentos novos, mais estímulos que nos diferenciam radicalmente da geração de nossos pais e de nossos avós.

Afinal, o que é APLV?

APLV é uma sigla que significa ALERGIA À PROTEÍNA DO LEITE DE VACA. Apesar de ser uma definição clara, há muita confusão feita a respeito do diagnóstico e do conceito.

As proteínas responsáveis pelo quadro de alergia são a CASEÍNA e a BETALACTOGLOBULINA. Há uma diferença na proporção dessas proteínas e da ALFALACTOALBUMINA entre o LV e o LM.

A CASEÍNA não tem relação com a LACTOSE (que é um açúcar), que pode provocar, pelo seu excesso, um quadro conhecido como INTOLERÂNCIA À LACTOSE.

Dá para viver sem leite?

Uma dúvida recorrente nos consultórios hoje é até quando e para que o leite é tão importante? Dá para ficar sem o leite? A resposta é simples: o que se quer do leite, o que tem no leite de tão insubstituível é o cálcio.

Vejamos a necessidades de cálcio por faixa etária:

0 a 6 meses – 200 mg /
6 a 12 meses – 260 mg /
1 a 3 anos – 700 mg /
4 a 8 anos – 1.000 mg /
9 a 18 anos – 1.300 mg /
19 a 50 anos – 1.000 mg /
51 a 70 anos – Homens: 1.000 mg Mulheres: 1.200 mg /
>71 anos – 1.200 mg /
Gravidez e amamentação – 1.200 mg.

Então surge a pergunta: mas não podemos tirar o cálcio de outros alimentos?

Sim, podemos. Mas é muito improvável adequar as necessidades de cálcio apenas pela alimentação, sem o leite. Nesse caso, seria necessário recorrer às farmácias para suplementação medicamentosa.

Ainda mais se pensarmos em uma criança, com as quantidades de alimentos ingeridas em 24 horas (e isso não considerando a grande quantidade de crianças que são trazidas aos consultórios com a queixa de que elas não comem), não iremos nunca fechar a conta do suprimento adequado de cálcio sem a ingestão de leite humano ou de vaca (ou cabra, por exemplo).

O leite de vaca tem em 100 ml – 125 mg de cálcio / 66 calorias / 3,9 mg de gordura. Vegetais não têm e não oferecem, nem de perto, a composição e os nutrientes que esperamos obter de um leite de mamífero. Se a quantidade de cálcio contida na bebida vegetal a base de gergelim (875 mg em 100 gramas) e amêndoa (237 mg / 100 gr) poderiam ajudar muito nessa oferta, a quantidade de gordura contida neles é imensa (gergelim- 50,4 gr/100 gr; amêndoas – 47,3 gr/100 gr) e a de calorias também (gergelim – 584 cal / 100 gr; amêndoas - 581 cal / 100 gr). E essa conta foi feita sem contar a fração real de absorção (biodisponibilidade).

Assim, para concluir, em crianças com APLV, onde temos que mudar a fonte de oferta de cálcio mais ampla, é fundamental:

1) Não substituir o leite de vaca por bebidas à base de vegetal. Ofereça o complemento preparado especialmente para alérgicos, e/ou amamente por livre demanda, desde que a mãe siga a dieta restritiva.

2) Procurar seu pediatra para uma orientação adequada.

3) Procurar uma orientação com nutricionista experiente na área para minimizar as deficiências provocadas pela mudança alimentar e para a adequação de nutrientes e micronutrientes da dieta dessa criança.

4) Não substituir leite de vaca por outros leites animais (cabra, égua, por exemplo). Eles têm uma homologia (muita semelhança) em sua composição e a proteína é do leite também.

5) Bebidas a base de soja podem ser iniciadas apenas após o 6º mês de vida (a isoflavona em sua composição é uma substância que tem ação semelhante ao estrógeno – hormônio sexual feminino). Tanto meninos como meninas podem consumir "leite de soja" após o 6º mês, desde que seja haja orientação e acompanhamento pediátricos adequados.

Ressalto novamente que, em qualquer substituição na dieta alimentar, seja sob motivo de alergia ou de crença pessoal, é importante ter o acompanhamento de um profissional adequado.

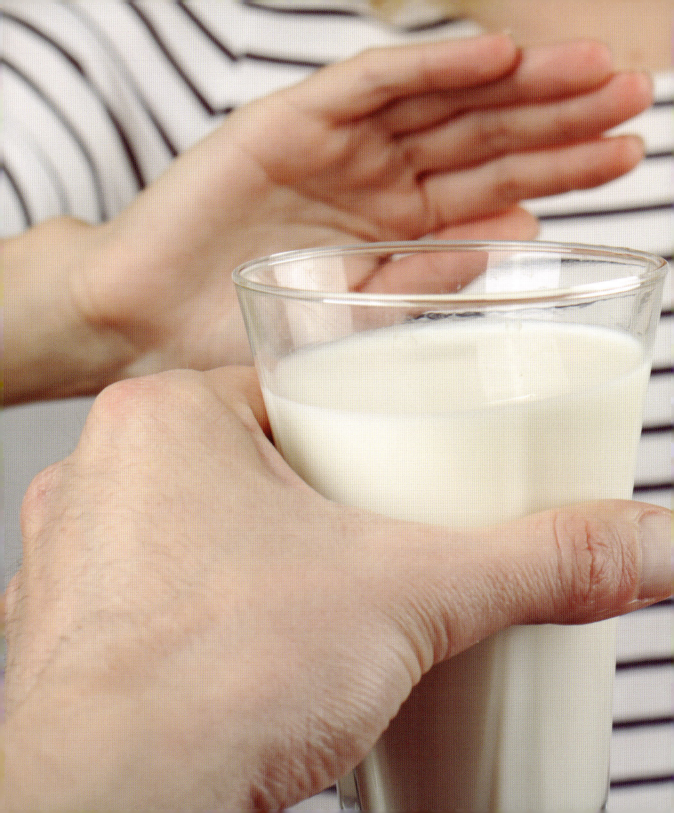

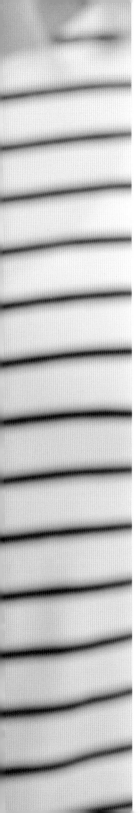

Alergia alimentar - diagnóstico, desenvolvimento e cura

Por Cláudia F. C. Valente
Alergista e Imunologista pediátrica

No mundo moderno e industrializado, as doenças alérgicas têm se tornado cada vez mais frequentes. Entre essas doenças, temos a alergia alimentar. Estima-se que aproximadamente 20% a 30% dos brasileiros tenham algum tipo de alergia. Destes, cerca de 6% a 8% das crianças e 2% dos adultos apresentem alergia alimentar. A imaturidade do sistema imunológico e da barreira do intestino explica a maior frequência da manifestação em crianças nos primeiros anos de vida. Os alimentos mais implicados como causa variam no mundo, conforme os hábitos alimentares da população.

Os alimentos listados como mais frequentes, que correspondem a 83% dos casos de alergia alimentar, são:

- Nas crianças: leite, ovo, trigo, soja e outros, dependendo da região.
- Nos adultos: amendoim, castanhas, peixes e crustáceos.

Para entendermos melhor, precisamos ter claros alguns conceitos. As alergias são reações imunes mediadas. Uma reação adversa a um alimento, em específico, é qualquer resposta anormal do organismo de uma pessoa após a ingestão desse alimento. Essa reação pode ser tóxica ou não tóxica. As reações tóxicas podem ocorrer por contaminação do alimento por bactérias, ou reações por propriedades do alimento, como enxaqueca desencadeada pela cafeína ou a tiramina (presente nos queijos).

As reações podem ocorrer por mecanismos "IgE mediados" (anticorpos da alergia) ou por mecanismos "não IgE mediados". Como exemplos de reações IgE mediadas temos: urticária, rinite, asma, anafilaxia e síndrome da alergia oral. E como exemplos de manifestações não IgE mediadas temos: a enterocolite e a proctocolite (com sangue nas fezes).

As reações IgE mediadas são imediatas. Surgem em uma a duas horas após a ingestão do alimento. Podem ser realizados testes cutâneos e de sangue, com medida de anticorpos (IgE específica) contra o alimento suspeito. As reações tardias, ou não IgE mediadas, se iniciam mais de duas horas após a exposição ao alimento suspeito.

O único tratamento aprovado para alergia alimentar ainda é a exclusão do agente causador da dieta. No entanto, é fundamental ser cauteloso na retirada de alimentos da dieta de uma criança em formação, pelo prejuízo nutricional que ocorre. Na retirada do leite de vaca, pode haver deficiência nutricional de vitamina A, vitamina D, riboflavina, ácido pantotênico, vitamina B12, cálcio e fósforo.

As alergias a leite e a ovo IgE mediadas tendem a se resolver entre 5 e 8 anos. No caso do leite de vaca, 85% das crianças se tornam tolerantes até os 5 anos de idade. As alergias não IgE medidas, com sintomas gastrointestinais, se resolvem mais cedo, entre 1 a 3 anos. Por isso, a reavaliação constante do desenvolvimento de tolerância ao alimento a que se é alérgico deve ser feita periodicamente com um médico especialista.

Os poucos recursos de diagnóstico e tratamento da alergia alimentar levam à criação de conceitos errôneos do manejo da doença. Por isso há necessidade de acompanhamento médico.

Então vem a pergunta: como podemos proteger os bebês e tentar evitar o desenvolvimento das doenças alérgicas? Remetemo-nos ao que todo pediatra sabe, como sendo o maior trunfo na prevenção e promoção da saúde das crianças – o aleitamento materno exclusivo até os seis meses de idade. Sempre que possível, esta é a melhor escolha.

As alergias ao leite de vaca, ao ovo, ao trigo e à soja desaparecem com a idade. Porém, as alergias ao amendoim, a nozes e a frutos do mar se mantêm por toda a vida.

Leite de vaca: Alérgico ou intolerante?

	Alergia	Intolerância
Prevalência	Baixa	Alta
Faixa etária de maior incidência	Crianças	Adultos
Agente etiológico	Proteínas do leite resistentes ao processamento digestivo (ß-lactoglobulina e α-lactoalbumina, além da caseína e suas isoformas)	Lactose, dissacarídeo que permanece na luz intestinal por não ser absorvido durante a digestão
Mecanismo	Imunológico	Deficiência enzimática
Sintomas clínicos	IgE-mediada: diarreia, broncoespasmo, rinoconjuntivite, urticária e angioedema, que começam logo após a ingestão, de minutos a horas depois do contato com as proteínas do leite. Não IgE-mediada: sangue nas fezes, má absorção, vômitos, diarréia, distalgia, déficit de crescimento, doença do refluxo gastroesotágico refratária a tratamento e constipação. Os sintomas são tardios, iniciando-se de 48 horas até uma semana após a ingestão.	Diarréia, cólica, distensão do abdôme, borborigmo, fezes amolecidas, dor abdominal e flatulência, começando de minutos a horas após o consumo de lácteos. Não ocorrem sintomas sistêmicos, fora do trato digestório. Pode haver má digestão de lactose sem sintomas, pois o quadro clínico depende da quantidade ingerida.
Diagnóstico	História clínica, teste de exclusão e reexposição ao antígeno, dosagem de IgE específica e teste cutâneo (os dois últimos, vale lembrar, são positivos apenas na alergia IgE-mediada)	Anamnese, endoscopia para dosagem de lactase no duodeno e prova oral de absorção de lactose
Conduta dietética	Dieta sem leite e derivados para a criança e também para a mão, em caso de aleitamento materno exclusivo	Dieta sem leite inicialmente, com reintrodução gradual até a quantidade suportada pelo paciente. Uso de suplementos com lactase e leites com baixo teor de lactose

Adaptado de: Gagete et al, 2009

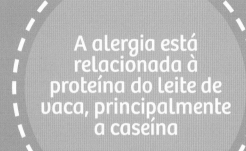

A alergia está relacionada à proteína do leite de vaca, principalmente a caseína

A intolerância está ligada ao açúcar do leite de vaca, que é a lactose

Um em cada 20 bebês tem alergia à proteína do leite de vaca e a maioria se manifesta ainda no primeiro ano de vida. Cerca de metade das crianças apresenta resolução da doença até o primeiro ano de vida e 80-90% até os cinco anos, para o alívio dos pais.[1]

Hoje 8% das crianças e 5% dos adultos têm alguma alergia alimentar. 3% dos bebês até 1 ano têm alergia à proteína do leite de vaca. Essa porcentagem aumenta para 1,2% a cada década.[2]

---

1. (Fonte: Adaptado de Gagete, Eliane, 2009.)
http://www.fleury.com.br/medicos/educacao-medica/revista-medica/materias/Pages/alergia-a-proteina-do-leite-de-vaca-ou-intolerancia-a-lactose.aspx
2. Fonte: SICHERER S.H.; HUGH A.; SAMPSON M.D. *Food allergy: epidemiology, pathogenesis, diagnosis and treatment*. Journal of Allergy and Clinical Immunology. v. 133, p. 291-307, 2014.)

Alergia à Proteína do Leite da Vaca (APLV)

Perguntas e respostas
Por Rosana Blanke Piva
Nutricionista pós-graduada em Nutrição Clínica

O que uma pessoa com APLV pode e o que não pode comer?
Na APLV, o paciente, ou a mãe que amamenta, deverá retirar da dieta o leite de vaca em todas as suas formas: em pó, em garrafas, em saquinhos e em caixas longa vida, desnatado, integral e semidesnatado, e mesmo sem lactose, assim como em qualquer preparação e derivados, como: manteiga, queijos, nata, requeijão, coalhadas, iogurtes.

Existe uma listagem muito útil chamada "De olho no rótulo", contendo todos os alimentos proibidos e permitidos para o paciente. Ela pode ser visualizada no *site*: www.alergiaaoleitedevaca.com.br.

A participação da família na dieta ajuda?
A família é fundamental no tratamento e no controle da dieta. Quanto mais participativa, menor a chance de erro e melhor tratamento ao paciente. Todos devem "entrar no clima" da dieta de forma a não ter os alimentos proibidos em casa.

Qual é a maior dificuldade das famílias para se adaptar à dieta restritiva?
A maior dificuldade é precisar excluir do cardápio um alimento que muitas vezes é o preferido, ou amplamente usado por toda a família, como é o caso do leite de vaca e derivados. O consumo do leite de vaca é cultural no Brasil, e é muito comum, em um diagnóstico recente, a mãe pensar: "Meu Deus, como vou viver sem leite?".

As dietas restritivas são complicadas em qualquer fase da vida, pois limitam escolhas, atrapalham a vida social e apresentam preços elevados, principalmente em produtos industrializados. Por exemplo, uma mãe fica o dobro de tempo no supermercado para poder ler os rótulos dos alimentos a serem adquiridos para as dietas de pacientes APLV.

A proteína do leite da vaca é transmitida pelo leite materno? É preciso parar de amamentar?

Não precisa e nem deve!

A proteína do leite materno é passada da mãe para seu filho. Ou seja: da sua espécie para sua espécie. Então, o leite materno nunca causará reação alérgica. O que ocorre é que a proteína da vaca que a mãe consome é transmitida pelo leite materno indiretamente e poderá ocasionar reação no lactente. A mãe que amamenta deverá retirar completamente o leite e derivados da dieta. Chamamos isso de *dieta de exclusão*. Somente dessa forma poderá continuar a amamentação.

Como deve ser a dieta da mãe que amamenta um bebê com APLV?

Deverá ser exatamente como a do paciente alérgico: retirar todos os alimentos que causam alergia e seus derivados, tendo também atenção aos cosméticos à base de leite, que podem ser absorvidos pela pele e causar reação, como sabonetes, xampus, hidratantes etc.

Existe o mito de que o leite de vaca é um dos principais causadores de cólicas nos recém-nascidos. É verdade?

Existe a cólica do recém-nascido, que dura em média três meses, contra a qual não há muito o que fazer, por ser um processo natural de adaptação à vida. Mas existem as cólicas intensas, que realmente podem ser um dos sintomas da APLV no bebê.

Retirar o leite de vaca da dieta da mãe e da criança pode gerar uma deficiência de cálcio no organismo?

Sim. Dependendo do tempo de exclusão, o obstetra e/ou pediatra poderá prescrever algum suplemento de cálcio. Se o bebê deixou a amamentação, ele deverá receber uma fórmula infantil específica para alergia, e essas fórmulas já são suplementadas em cálcio.

É importante destacar que não podemos confundir bebidas à base de soja e "leite" de oleaginosas, cereais etc. como fontes de cálcio. Suas origens são plantas e, obviamente, plantas não têm glândulas mamárias. Logo, esses não têm o cálcio do autêntico leite, que é fundamental para o bom desenvolvimento e crescimento da criança.

Posso dar leite de cabra ou de búfala para uma criança com APLV?

Não devemos dar leite de outros mamíferos, como cabra, búfala, égua, camela e outros, aos bebês. A cadeia de aminoácidos (proteínas) desses produtos é muito semelhante ao leite de vaca, e possivelmente eles gerarão reações alérgicas. Então, nenhum leite de mamífero e produtos derivados deverá ser ingerido nos casos de alergia à proteína do leite de vaca.

Um bebê que tem alergia ao leite de vaca pode desenvolver alergia à carne de vaca?

Não. Nem toda criança com alergia ao leite de vaca irá ter alergia à carne de vaca. A proteína do leite de vaca e da carne são totalmente diferentes. Todavia, um paciente alérgico pode ter múltiplas alergias e sentir reação a outras proteínas, como as de algumas carnes. Por isso, alguns médicos optam por também excluir esse alimento da dieta.

Preciso retirar os alimentos com traços de leite da dieta também?

As alergias podem ser de gravidade leve, moderada ou alta. Existem pacientes com alergias leves, que toleram a ingestão de traços. Porém, via de regra, traços não devem ser dados. Não temos uma legislação específica e clara para traços em produtos industrializados. Então, devido ao risco de anafilaxia, a orientação é evitar a ingestão de traços de leite.

Alimentos sem lactose podem ser consumidos por quem tem APLV?

Não. São coisas bem diferentes. A APLV é uma reação imunológica à proteína dos alimentos, enquanto a intolerância à lactose é a falta da enzima lactase para quebrar o açúcar do leite (lactose). São problemas diferentes, e os alimentos sem lactose geralmente têm proteínas do leite de vaca e podem causar reação.

Posso substituir as fórmulas especiais para APLV por leite de vegetais?

 Não. As fórmulas infantis especiais são elaboradas para cada faixa etária e conforme a necessidade da criança alérgica. Elas são acrescidas de vitaminas, minerais e componentes importantes para o crescimento e o desenvolvimento do bebê e da criança. O leite é uma propriedade dos mamíferos, das glândulas mamárias. De fato, um vegetal nunca terá "leite". O "leite" vegetal é uma bebida para adultos intolerantes à lactose ou para veganos. Ressalto que bebidas vegetais nunca devem ser oferecidas como "leite" a bebês e a crianças em fase de crescimento, mas podem ser usadas em receitas e preparações para substituir o leite tradicional.

O que posso fazer para melhorar o sabor das fórmulas especiais para bebês com APLV?

Podemos misturar papinhas de frutas liberadas pelo pediatra, ou gotinhas de essência de baunilha (somente gotinhas, desde que autorizada pelo médico e observada a concentração de álcool). As essências naturais são derivadas dos caules de uma espécie de orquídea italiana embebida no álcool e há risco de os bebes ficarem alcoolizados. Então é melhor ferver a essência para deixar o álcool evaporar. Também podemos diluir as fórmulas no suco de ameixa. Para as crianças alérgicas maiores, podemos misturar cacau em pó e cereais sem leite ou traços. De qualquer forma, o mercado já evoluiu muito e já existem suplementos alimentares com mais sabor para crianças alérgicas.

O que fazer caso haja ingestão acidental de alimentos com leite?

Comunicar o pediatra e ficar atento para reações imediatas ou tardias. É importante saber qual foi o alimento oferecido acidentalmente e a quantidade. Quando existem casos de algia (dores), o cuidado deve ser redobrado.

É verdade que a alergia tem cura? Até quando meu filho precisará fazer a dieta?

Com o passar da idade, o sistema imunológico vai amadurecendo e a alergia ao leite de vaca irá passar. Mas é importante fazer regular acompanhamento com um especialista, pois existem casos de múltiplas alergias que podem seguir com reações a alguns alimentos até a fase adulta. Cada organismo reage diferentemente, e quanto mais cedo for feito o diagnóstico e o tratamento corretos, mais cedo virá a cura. No entanto, é importante ressaltar que já existem casos de adultos com APLV.

Tem algum problema se eu quiser manter a dieta restritiva por toda a vida do meu filho?

Depende. Essa será uma questão de escolha. Porém, o cálcio é um importante nutriente, principalmente para as mulheres, então deverá ser suplementado. Com a retirada de leite e derivados, o organismo passa a não produzir tanta lactase, que é importante para ajudar na absorção do cálcio. Além disso, existe a possibilidade real de se desenvolver uma intolerância à lactose.

Como acontece a contaminação cruzada? O que é isso?

Há relatos (não confirmados cientificamente) de que a contaminação cruzada pode acontecer em utensílios que foram manipulados com o alérgeno e não foram bem lavados/higienizados, assim como de esponjas domésticas, fatiadores de frios em supermercados ou cozinhas de restaurantes. Uma fritadeira, por exemplo, pode conter resíduos se for usada em algum preparo de alimento com leite. Apesar de não haver estudos técnicos que comprovem isso, o fato é que é importante ter cuidado com o local onde o alimento é preparado. Por isso, ressaltamos: alérgicos graves vão reagir a traços. Cuidado.

Quais os cuidados que tenho de ter com os utensílios domésticos da família de um alérgico?

É muito importante cuidar para não "contaminar" os utensílios domésticos com leite, fazendo com que o paciente alérgico acabe ingerindo traços. Tudo deverá ser muito bem lavado, para evitar contaminação, caso a preparação do alimento alergênico seja feita em casa. Por essa razão, reafirmo: o melhor é não ter ou não manipular os alimentos proibidos em casa.

Rótulos dos alimentos: o que devo observar? São confiáveis?

Hoje já temos uma nova legislação para rotulagem de alimentos, e isso facilita muito nas escolhas no supermercado. Cada alimento industrializado escolhido deve ter seu rótulo lido com toda a atenção, pois alimentos que nem imaginamos podem conter leite, ou traços de leite, na composição.

Na dúvida, ligue para a central de atendimento ao consumidor do produto e exija o certificado de que aquele alimento não contém leite e nem derivados.

A soja é um substituto do leite de vaca para um APLV?

Pode ser, desde que não exista alergia a soja também. Outro ponto importante é se existe suplementação de cálcio nos produtos de soja industrializados. De qualquer forma, devemos ficar atentos: bebidas à base de soja não são adequadas para crianças como fonte láctea. São totalmente diferentes das fórmulas infantis à base de proteína isolada de soja. Essas, sim, dependendo da avaliação do especialista, poderão ser liberadas para crianças alérgicas com mais de 12 meses de idade.

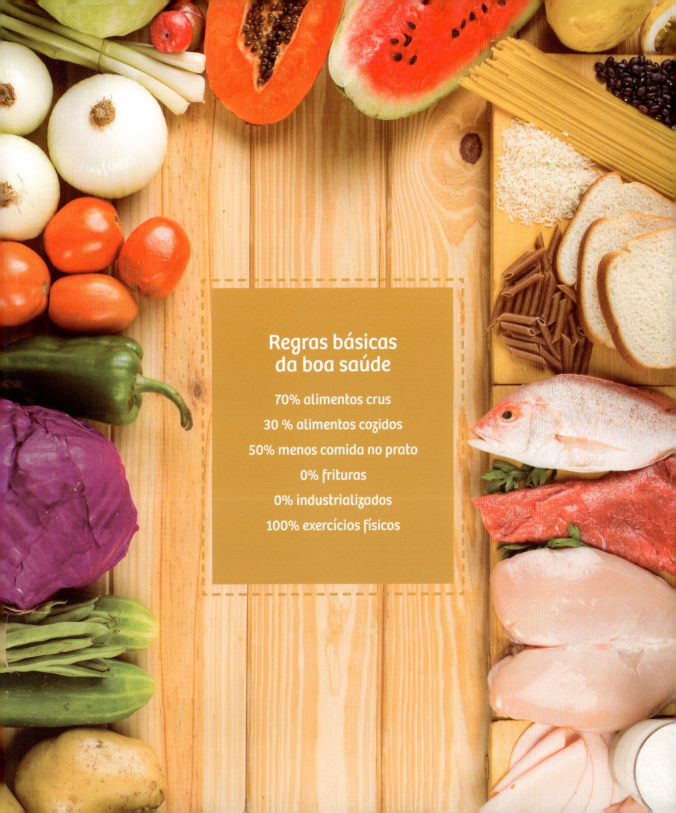

Regras básicas da boa saúde

70% alimentos crus

30 % alimentos cozidos

50% menos comida no prato

0% frituras

0% industrializados

100% exercícios físicos

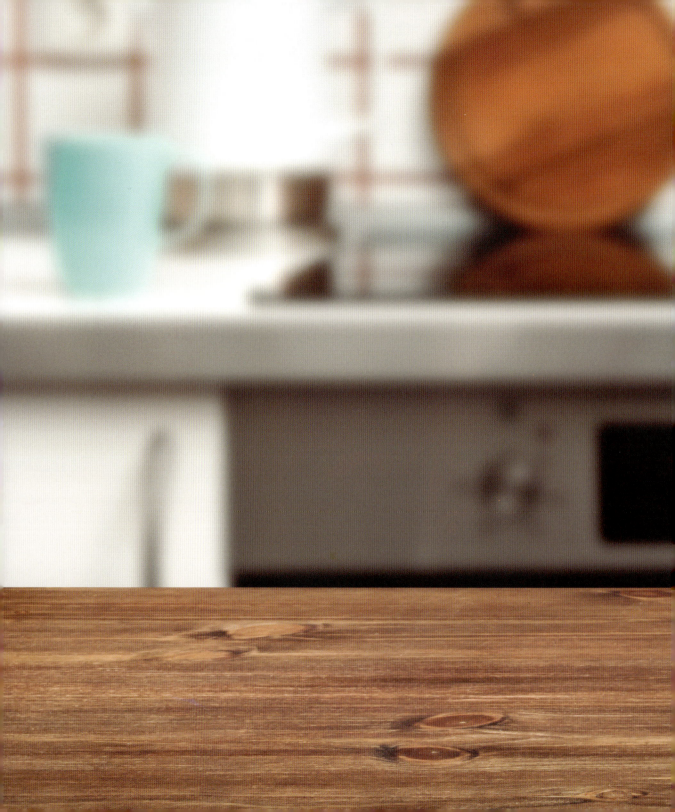

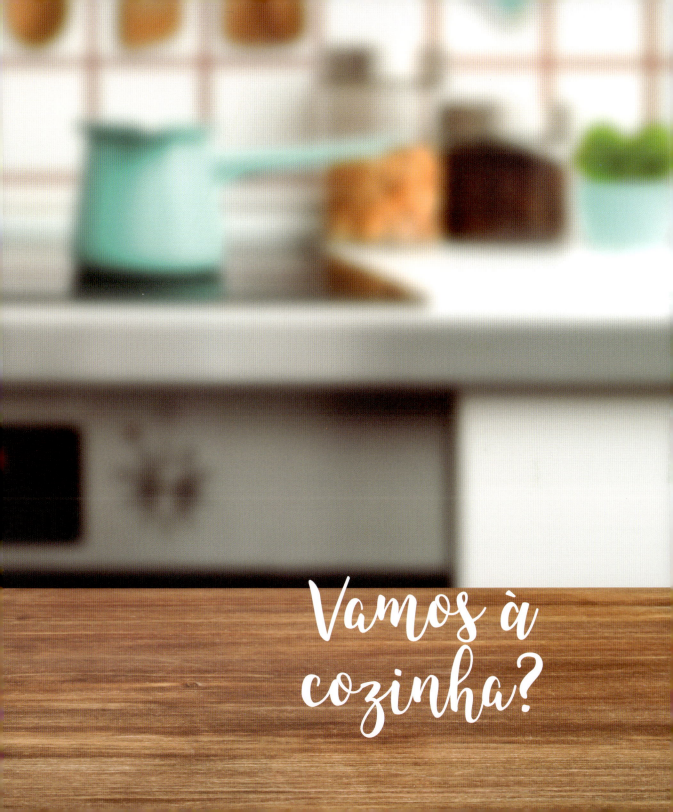

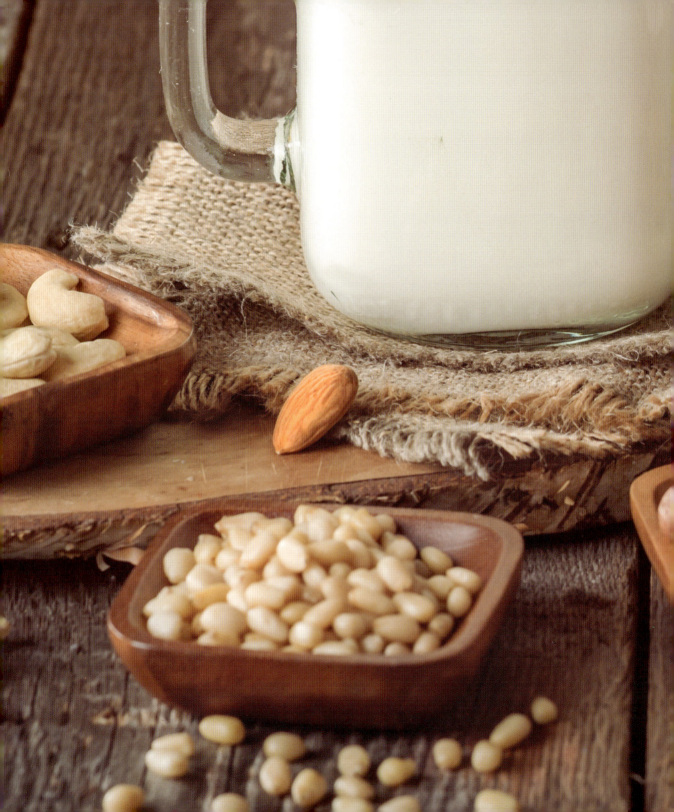

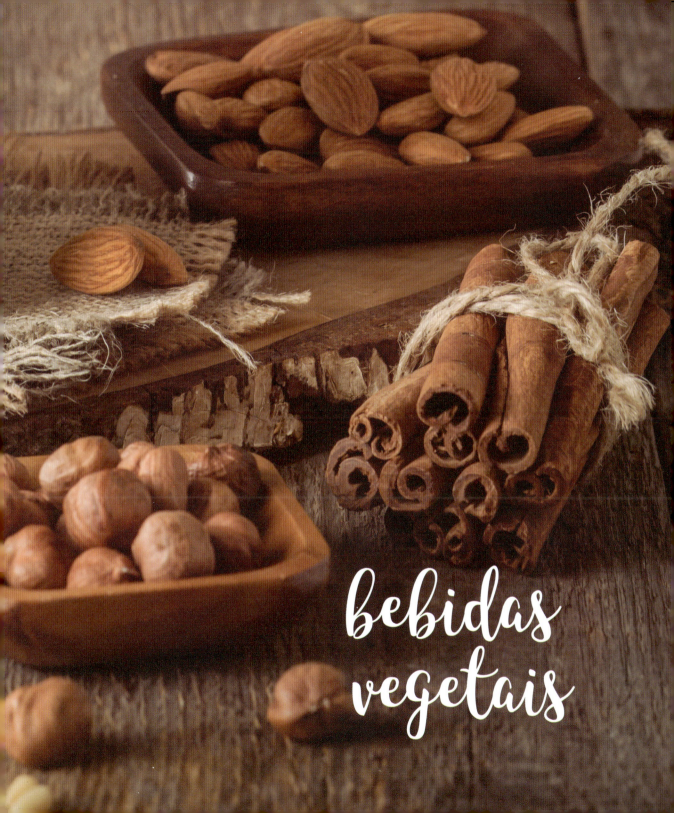

bebidas vegetais

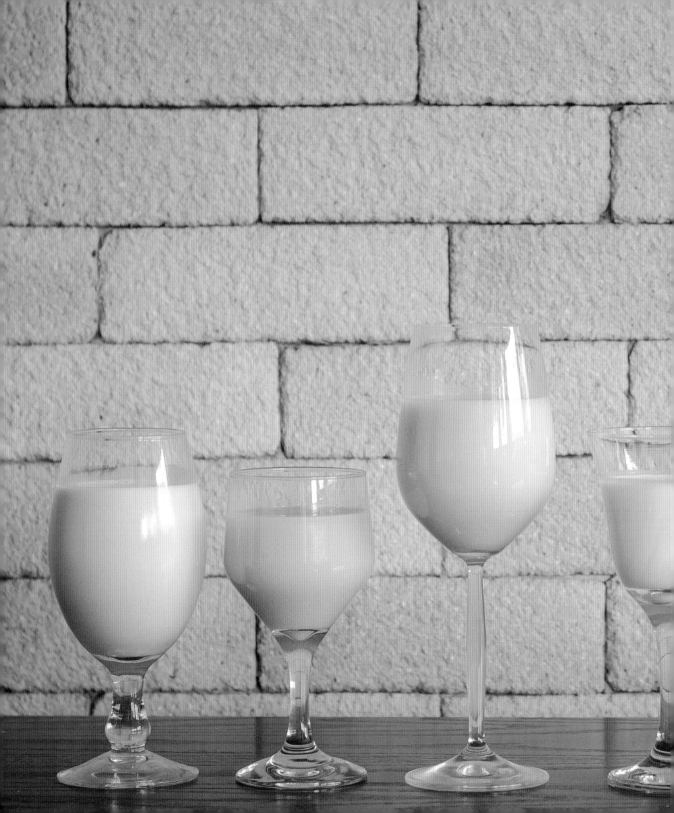

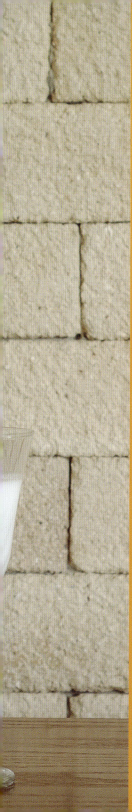

As bebidas vegetais, popularmente conhecidas como leites vegetais, nada mais são do que sementes e castanhas trituradas. Mas não se engane se você espera encontrar algum com um sabor próximo ao do leite. São completamente diferentes. Mas servem como excelentes substitutos em muitas receitas, e alguns são muito saborosos. O ideal é descobrir o que mais agrada ao seu paladar!

Aqui, você vai aprender a fazer a sua próprio bebida vegetal em casa. O passo a passo é quase sempre o mesmo: bater e coar. Selecionamos algumas opções de bebidas vegetais que são mais usadas, mas, depois de aprender o passo a passo básico, você pode transformar a sua cozinha em um laboratório experimental.

Ter um pedaço de voile (tecido fino, leve a transparente, confeccionado com seda ou algodão) em casa ajuda muito! Portanto, não deixe de comprá-lo e mantê-lo sempre higienizado.

Guarde sua bebida, em garrafas de vidro esterilizadas com água fervente, na geladeira. O produto congelada dura 30 dias.

bebida vegetal a base de arroz

Ingredientes
2 xícaras (chá) de arroz branco
1 pitada de sal
8 xícaras (chá) de água
1 colher (chá) de extrato de baunilha natural (opcional)

Modo de preparo
Em uma panela, ferva o arroz, com a metade da medida de água, por 15 minutos. Não deixe o grão cozinhar completamente. Ainda quente, bata no liquidificador, por dois minutos, com o restante da água e o extrato de baunilha. Coe com uma peneira de tecido (*voile*) ou um pano limpo e armazene em garrafas de vidro esterilizadas.

Dica da nutricionista | As bebidas vegetais são excelentes para usarmos nas preparações, uma verdadeira ferramenta, mas lembrem, não substituem a fonte láctea para bebês e crianças, pois são muito pobres em nutrientes e em proteínas de alto valor biológico para crescimento.

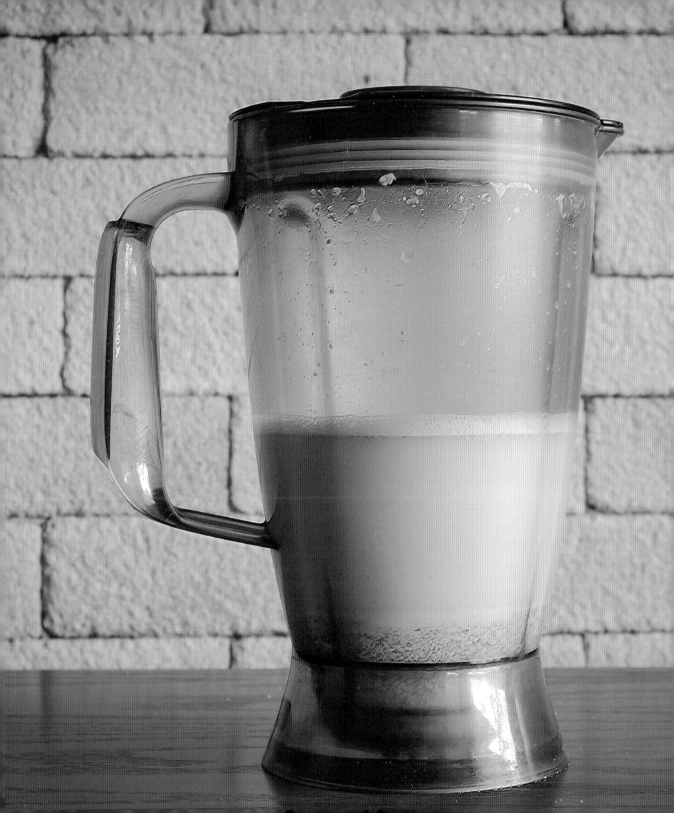

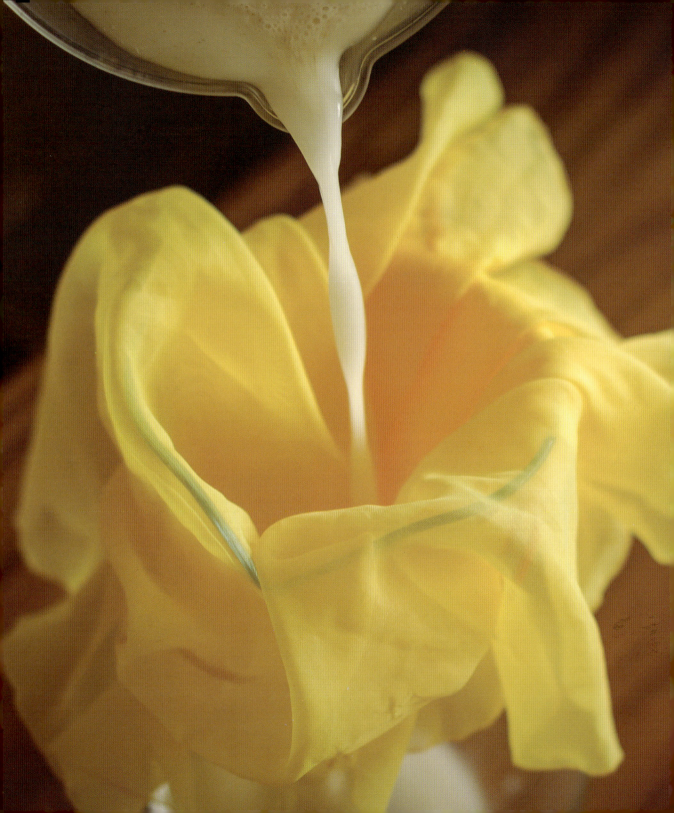

bebida vegetal a base de amêndoas

Ingredientes

1 xícara (chá) de amêndoas (200 g)
4 xícaras (chá) de água filtrada (800 ml)

Modo de preparo

Deixe as amêndoas de molho por aproximadamente 8 horas. Em seguida, descarte a água. No liquidificador ou processador, adicione as amêndoas e a água limpa e bata até formar um líquido homogêneo. Quanto menos água, mais grosso ficará o leite. Coe com uma peneira de tecido (*voile*) ou um pano limpo. Armazene em garrafas de vidro esterilizadas.

Dica de mãe | O resíduo das amêndoas vale ouro! Ele pode substituir a farinha de trigo em várias receitas! Não precisa tostar.

bebida vegetal a base de inhame

Ingredientes
2 inhames médios (200 gramas)
3 xícaras (chá) de água filtrada (600 ml)

Modo de preparo
Descasque o inhame cru e corte em pedaços pequenos. Coloque o inhame em pedaços, com um pouco de água, em um liquidificador ou processador. Bata até virar um líquido homogêneo. Coe com uma peneira de tecido (voile) ou um pano limpo. Armazene em garrafas de vidro esterilizadas com água fervente.
Se for beber, ferva antes!

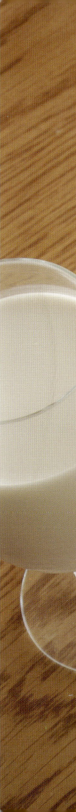

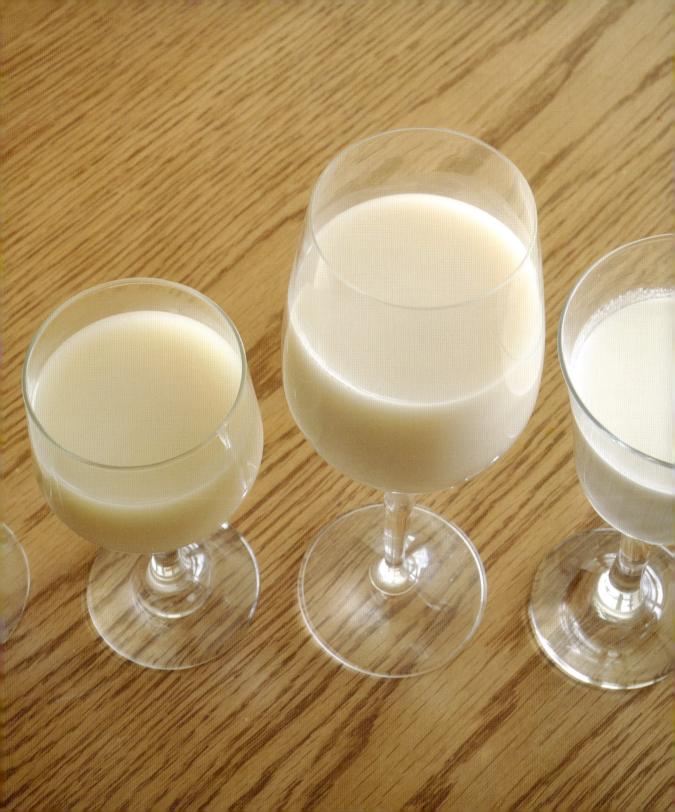

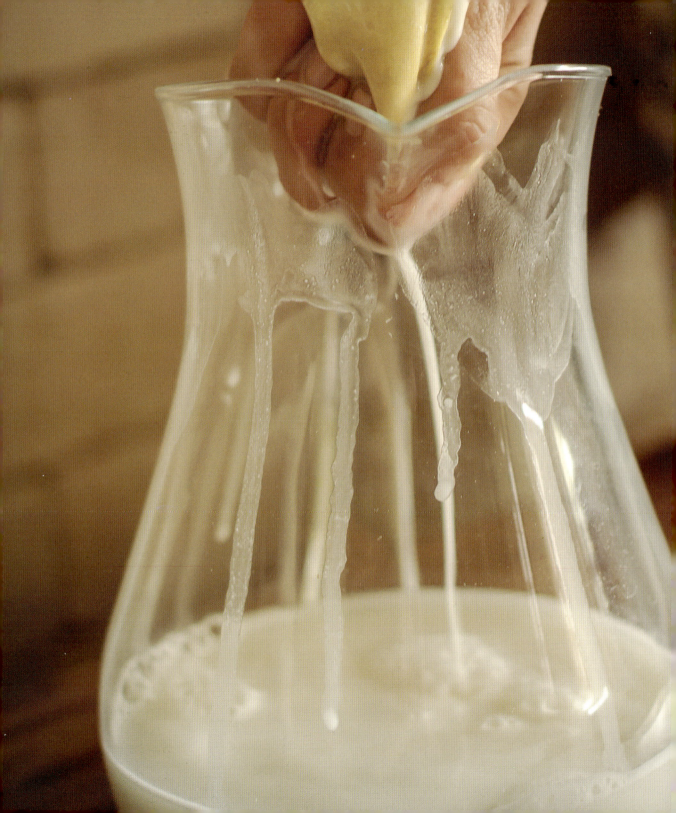

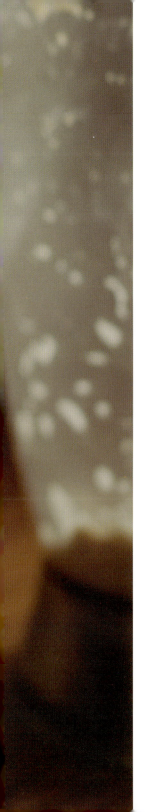

bebida vegetal a base de coco

Ingredientes
1 coco seco (2 e 1/2 xícaras de polpa)
5 xícaras (chá) de água filtrada ou água de coco (1 litro)

Modo de preparo
Fure o coco e retire e água. Quebre o coco e retire a polpa com uma faca. Em seguida, corte a polpa em pedaços pequenos e coloque no liquidificador ou processador, junto com a água. Bata até formar um líquido homogêneo. Coe com uma peneira de tecido (*voile*) ou um pano limpo. Armazene em garrafas de vidro esterilizadas.

bebida vegetal a base de aveia

Ingredientes

2 xícaras (chá) de aveia em pó ou em flocos
4 xícaras (chá) de água filtrada

Modo de preparo

Bata todos os ingredientes no liquidificador ou processador. Coe com uma peneira de tecido (*voile*) ou um pano limpo. Armazene em garrafas de vidro esterilizadas.

Dica de mãe | Quando aquecido, o leite de aveia tem efeito parecido com o do amido de milho e engrossa. Com isso, é possível preparar receitar mais encorpadas, como *strogonoff*.

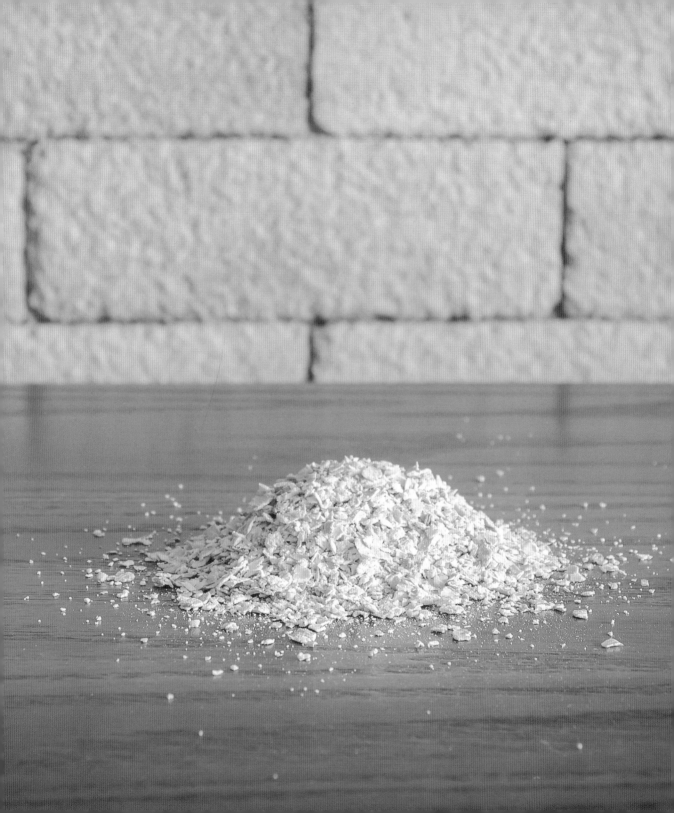

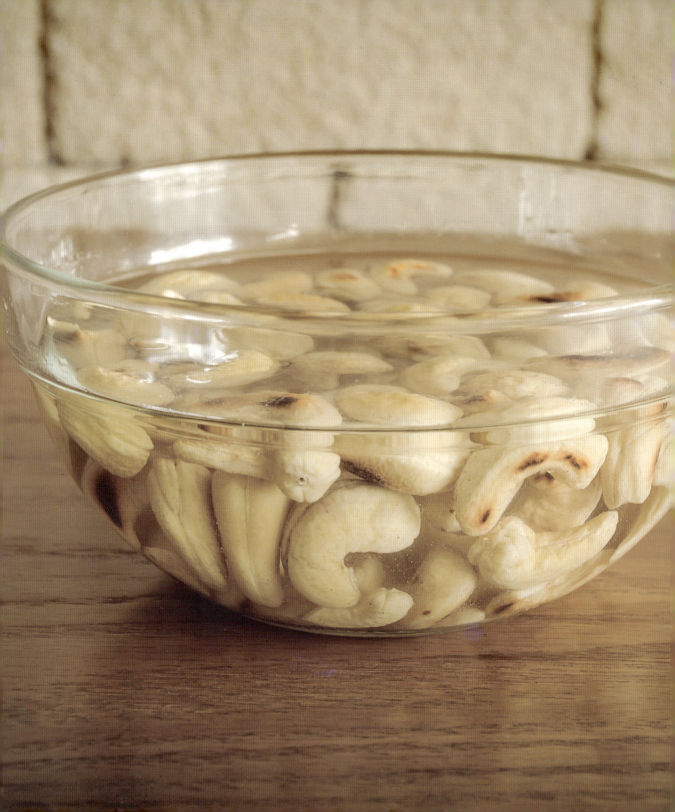

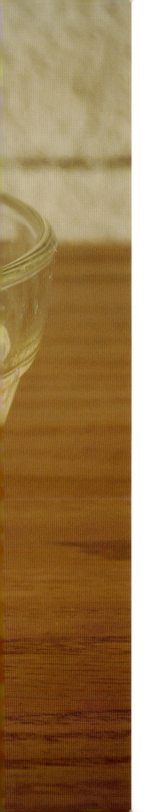

Creme de leite de castanha de caju

Ingredientes
1 xícara (chá) de castanha de caju, sem sal (escolher as mais claras)
2 xícaras (chá) de água filtrada
1 colher (sopa) de suco de limão
1/2 xícara (chá) de óleo de girassol

Modo de preparo
Deixe as castanhas de molho, submersas, por 1 dia, na geladeira. No dia seguinte, coe e jogue a água fora. Coloque no liquidificador ou processador as castanhas, as 2 xícaras de água filtrada, o óleo e o limão. Bata até obter a consistência de um creme.

Requeijão de palmito

Ingredientes
3 xícaras (chá) de palmito natural picadinho
2 colheres (sopa) de polvilho azedo
Suco de 1/2 limão pequeno (pode usar menos, a gosto)
Um fio de azeite

Modo de preparo
Refogue o palmito em alho e óleo e deixe cozinhar, com um pouco de água, até ficar macio. Depois de frio, retire da água e reserve. Bata no liquidificador com os demais ingredientes. Se quiser um queijinho cremoso, tipo *catupiry* ou requeijão, use como está, ou leve ao fogo baixo por pouco tempo, para engrossar mais. Se quiser um molho branco, use mais da água de cozimento do palmito.

> **Dica de mãe** | É uma ótima opção para receitas que vão ao forno, ou que usam catupiry. O creme exala um cheiro muito bom, além de ter um ótimo sabor. Se quiser, pode temperar a gosto e até fazer patês, para passar no pão.

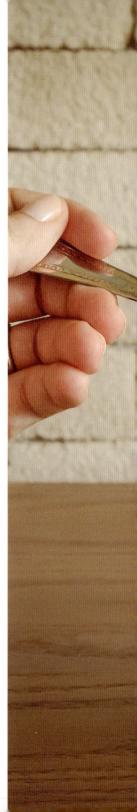

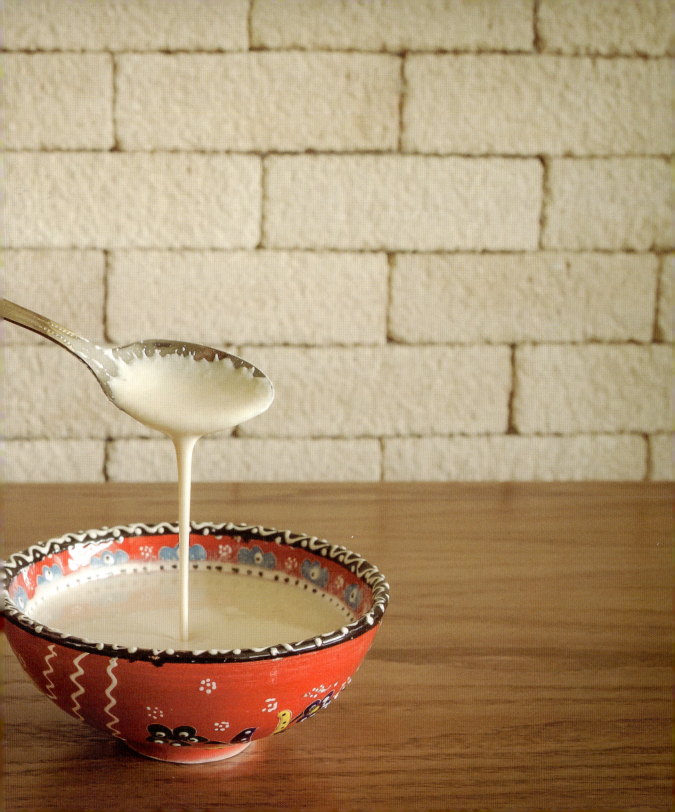

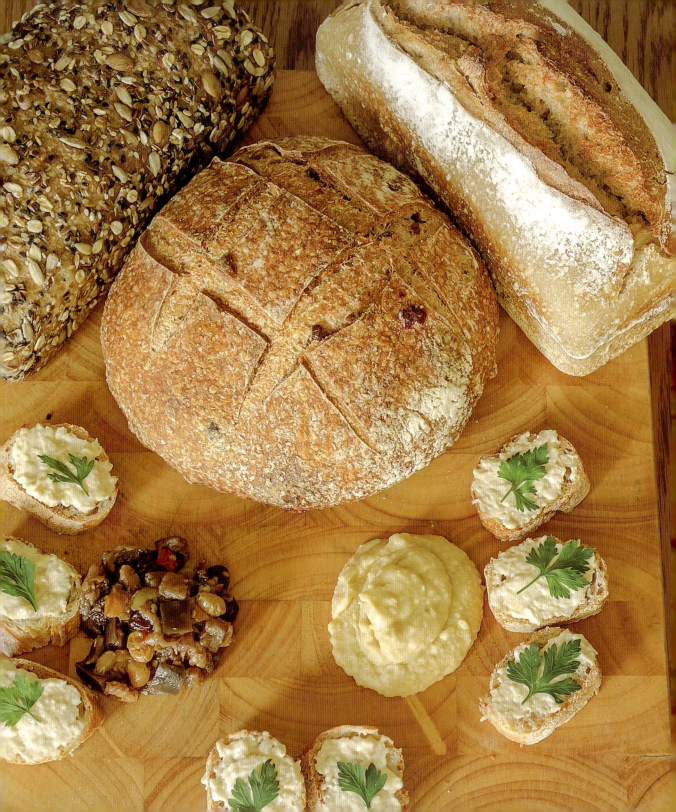

Entradas

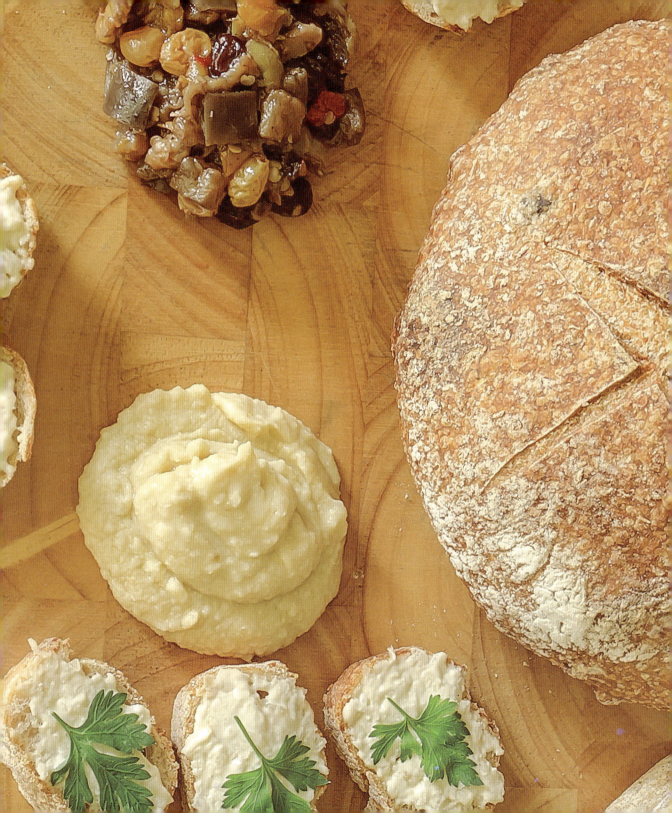

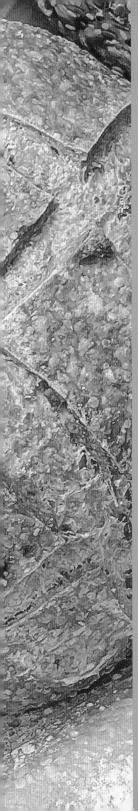

Sabe aquele momento em que você vai receber amigos em casa e quer servir algo gostoso e prático para beliscar? Esqueça as tábuas de frios e invista em pães, pastas, caldos e consomes (caldos). E para surpreender sem derramar uma gota de suor: ceviche!

Pasta de grão-de-bico (homus)

Ingredientes

400 gramas de grão-de-bico em lata (escorrido e com metade da água reservada)
4 colheres (sopa) de suco de limão siciliano
2 colheres (sopa) de *tahine*
2 dentes de alho, amassados
1 colher (chá) de sal
Pimenta-do-reino moída na hora, a gosto
2 colheres (sopa) de azeite

Modo de preparo

Em um liquidificador, coloque o grão-de-bico com a água reservada. Reserve um pouco do grão-de-bico para enfeitar (1 colher de sopa). Acrescente o suco de limão, o *tahine*, o alho picado e o sal. Bata os ingredientes até que fiquem cremosos e bem misturados. Transfira a pasta de grão-de-bico para a tigela na qual será servida. Regue com azeite e salpique pimenta-do-reino. Enfeite com o grão-de-bico reservado.

Dica de mãe | Se não encontrar grão-de-bico em lata, use a mesma medida (400 g) de grão-de-bico já cozido na panela de pressão e sem a casca, acrescido de um pouco da água do próprio cozimento.

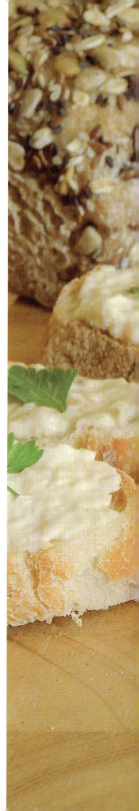

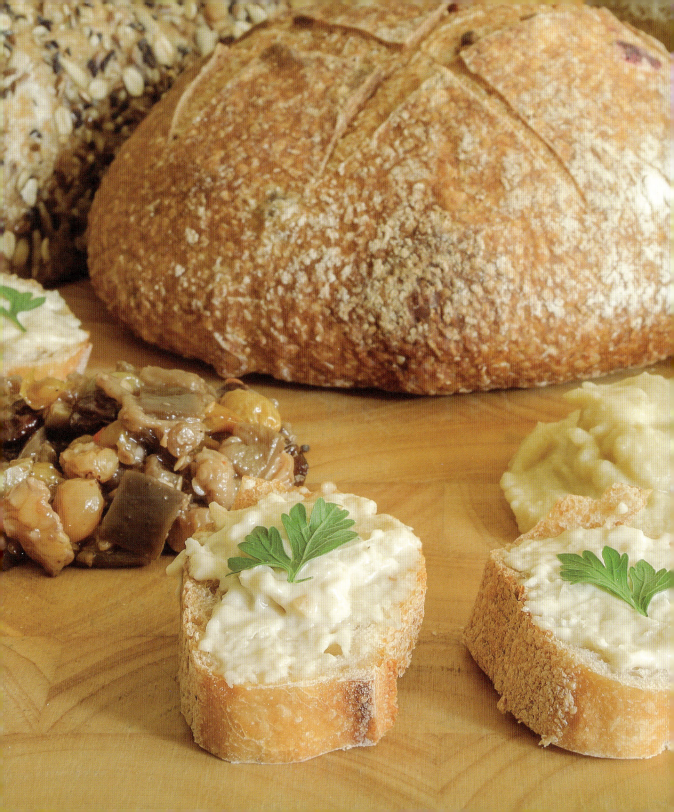

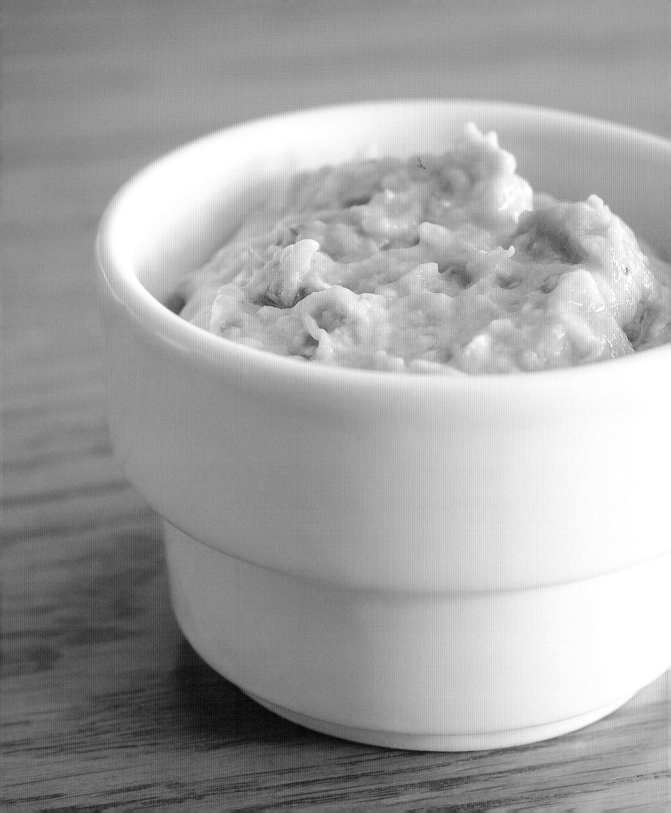

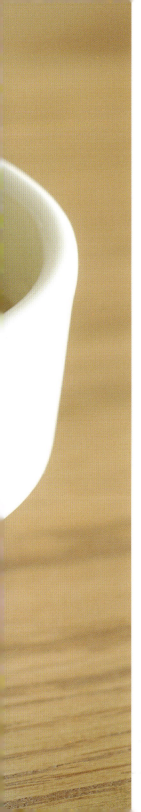

Pasta de berinjela (babaganoush)

Ingredientes
1 berinjela grande
3 colheres (sopa) de tahine (pasta à base de gergelim)
1 colher (sopa) de suco de limão
1 colher (chá) de alho amassado
Sal a gosto

Modo de preparo
Preaqueça o forno e coloque a berinjela inteira para assar por 30 minutos. Corte apenas o cabinho dela. Após o tempo determinado, retire a berinjela com cuidado. Ela estará mole e um pouco murcha. Corte ao meio e abra-a. Você vai se encantar com o recheio macio e cheiroso. Com cuidado para não se queimar, separe a polpa da casca com a ajuda de uma colher ou faca.
Coloque a berinjela, o tahine, o suco de limão e o alho em um recipiente. Misture tudo, delicadamente, até virar uma pasta. Tempere com sal, sempre moderadamente, e coloque na geladeira, para esfriar.

Pasta de cebola crocante

Ingredientes

1 pacote de creme de cebola

2 cebolas picadas

6 colheres (sopa) de maionese[1]

1/2 xícara (chá) de salsinha, cebolinha e coentro picados

3 colheres (sopa) de farinha *panko* (é uma farinha de rosca mais grossa)

Modo de preparo

Refogue as cebolas com um pouco de margarina, sem leite ou óleo, até ficarem macias e transparentes. Misture a farinha panko. Vai virar uma farofa. Retire do fogo. Adicione a maionese e o pacote de creme de cebola. Depois de esfriar, coloque a salsinha, a cebolinha e o coentro e sirva.

> **Dica da nutricionista |** Atenção à maionese. Se não for caseira, fique de olho no rótulo.

---

1. Via de regra, maionese não leva leite em sua composição. Mas observe sempre os rótulos. Se quiser fazer em casa, você precisará de 2 ovos, 2 colheres (chá) de vinagre, 1 colher (chá) de sal e óleo, até dar o ponto. Bater os três primeiros ingredientes no liquidificador e ir colocando o óleo em fio, com o aparelho ligado, até a mistura ficar cremosa.

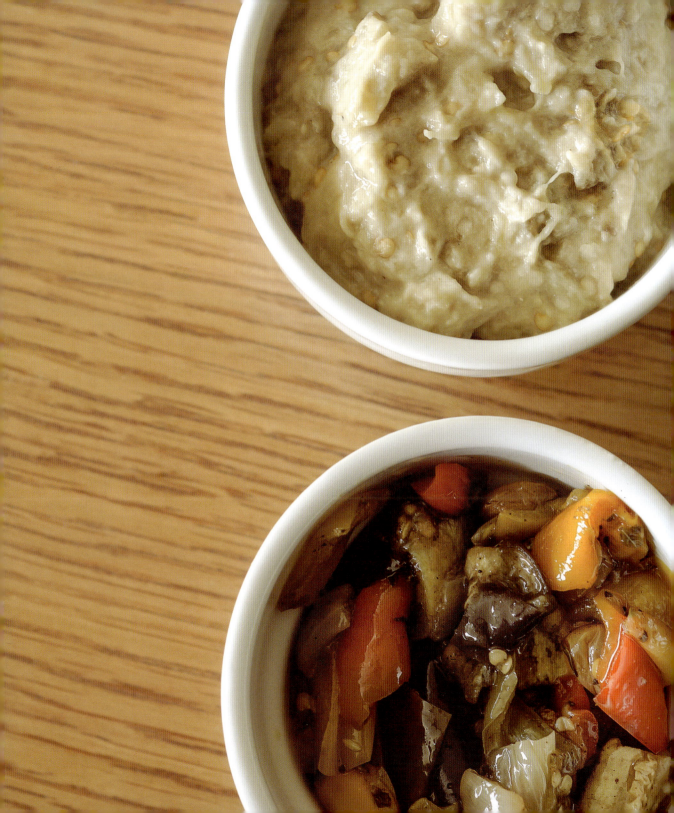

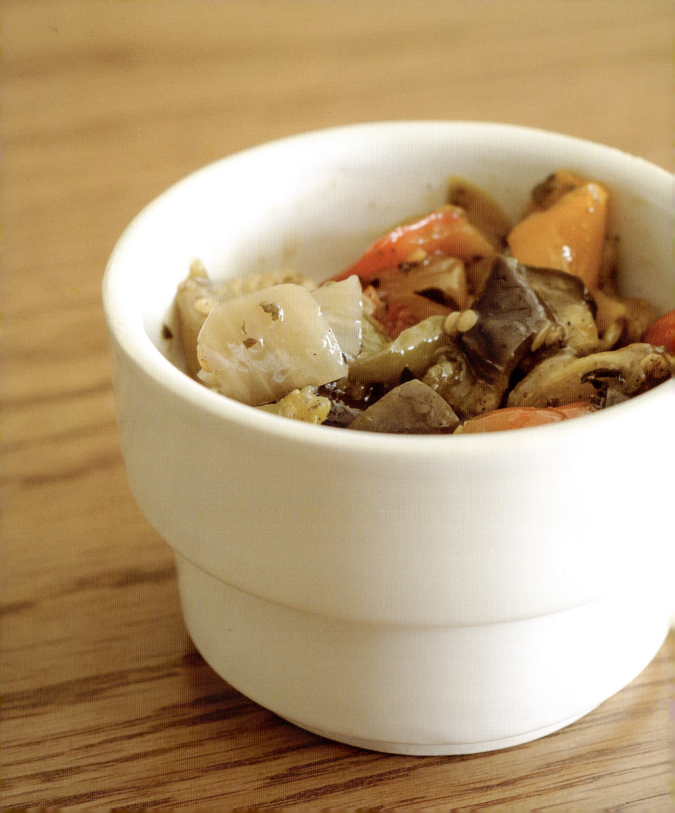

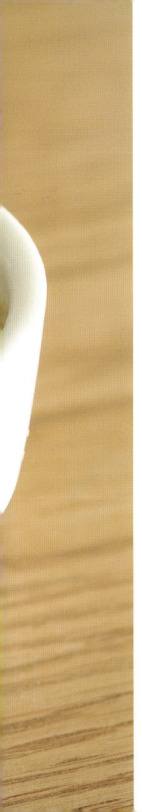

Caponata italiana

Ingredientes

2 berinjelas médias
1 pimentão médio verde
1 pimentão médio amarelo
1 pimentão médio vermelho
1 cebola grande
1 colher (sopa) de alho picado
2 colheres (sopa) de azeitona sem caroço picada
Uva passa (mais ou menos uma mão cheia)
1 colher (sopa) de orégano desidratado
1/2 xícara (chá) de vinagre claro
1/2 xícara (chá) de azeite
1/2 colher (sopa) de sal

Modo de preparo

Pique a cebola, a berinjela e os pimentões em quadrados pequenos (cerca de 5 cm). Tente cortar em tamanhos parecidos. Reserve a berinjela cortada em uma vasilha com água, para que não escureça.

Em uma panela, coloque um pouco de azeite e doure a cebola e o alho picado. Acrescente a berinjela e os pimentões. Deixe refogar um pouco e coloque a meia xícara (chá) de vinagre. Adicione o sal, as azeitonas picadas, a uva passa e o orégano. Quando a berinjela já estiver cozida (espete com um garfo; se estiver macia, está pronta), acrescente a meia xícara (chá) de azeite de oliva extra virgem. Espere esfriar e coloque em um pote, levando à geladeira.

Creme de tomate com bacon

Ingredientes

110 gramas de *bacon*

250 gramas de *mirepoix* picado (mistura formada por 50% de cebola, 25% de aipo e 25% de cenoura, todos triturados juntos)

4 dentes de alho

1,5 litro de caldo de galinha

450 gramas de tomates em cubos (podem ser frescos ou em lata)

370 ml de polpa de tomate

200 ml de creme de bebida vegetal a base de castanha de caju

Sal e pimenta a gosto

Modo de preparo

Refogue o *bacon* em fogo baixo, por 10 minutos, e reserve. Adicione à panela em que ficou a gordura do *bacon* o *mirepoix* e o alho. Refogue até que estejam macios. Adicione o caldo diluído em água fervente. Coloque o restante dos ingredientes e deixe cozinhar até que os tomates estejam macios (cerca de 30 minutos). Coloque o creme de bebida vegetal a base de castanha de caju. Passe a mistura no liquidificador ou processador até que o creme esteja com uma textura cremosa. Decore com o *bacon* e sirva.

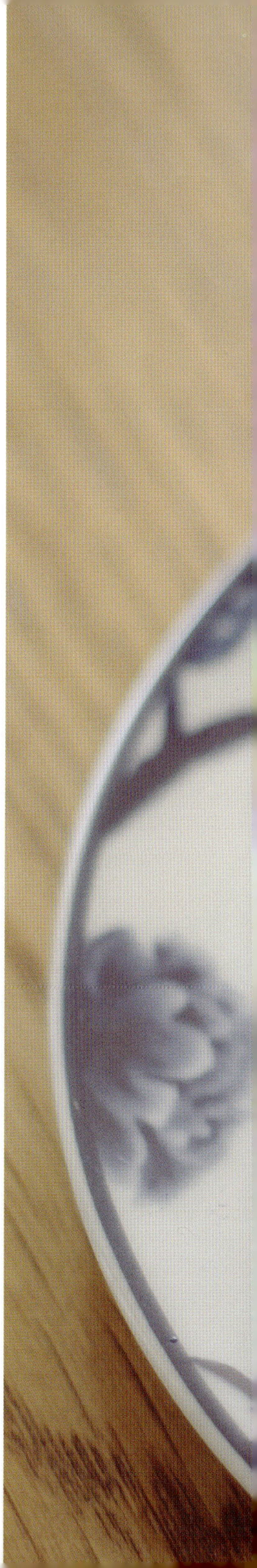

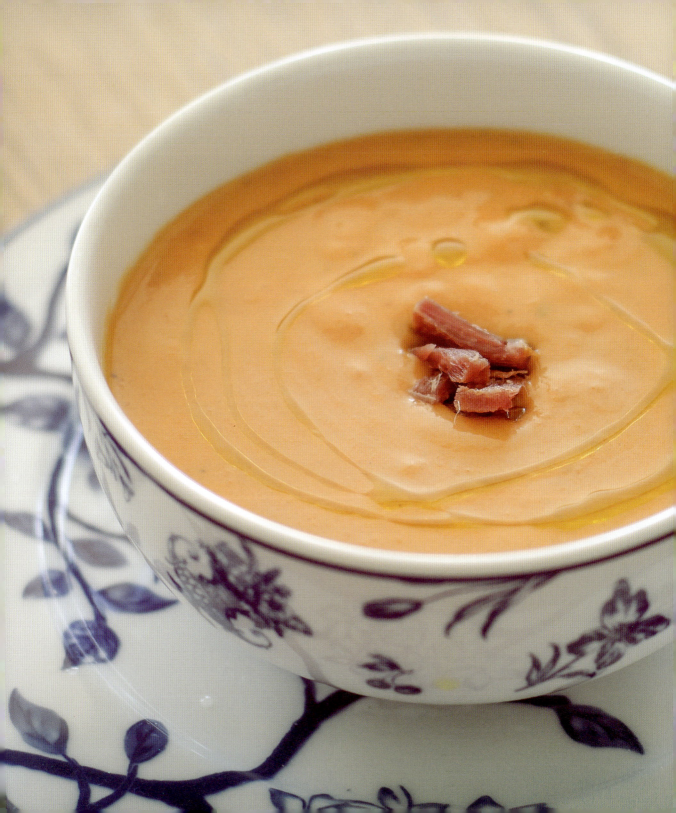

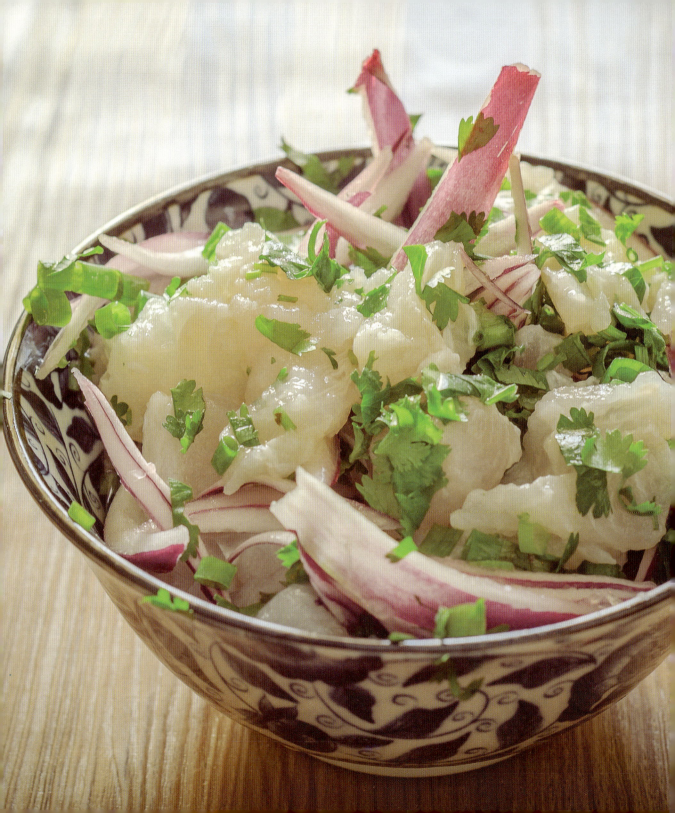

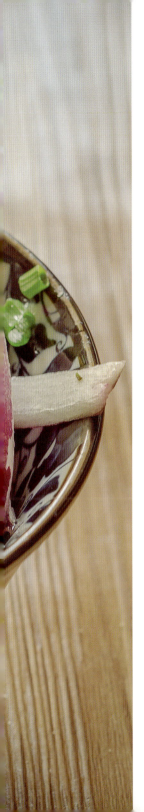

Ceviche clássico peruano

Ingredientes
600 gramas de tilápia ou corvina
1 e 1/2 cebola roxa, grande, cortada em tiras finas
Coentro picado a gosto
Suco de limão a gosto
Pimenta dedo-de-moça picada a gosto
Uma pitada de sal e outra de pimenta-do-reino

Modo de preparo
Cortar o peixe em cubos pequenos e misturar com os demais ingredientes. Pronto! (É só isso mesmo.)

> **Dica de mãe |** É importante só misturar os ingredientes na hora de servir, ou o suco do limão deixará o peixe muito duro! Se for incluir camarões ou polvo, deve-se cozinhá-los antes.

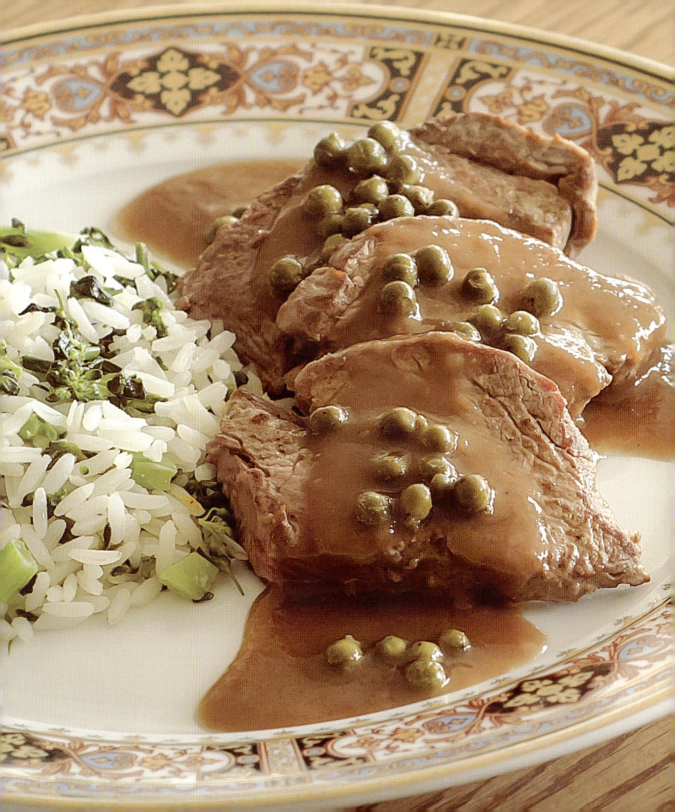

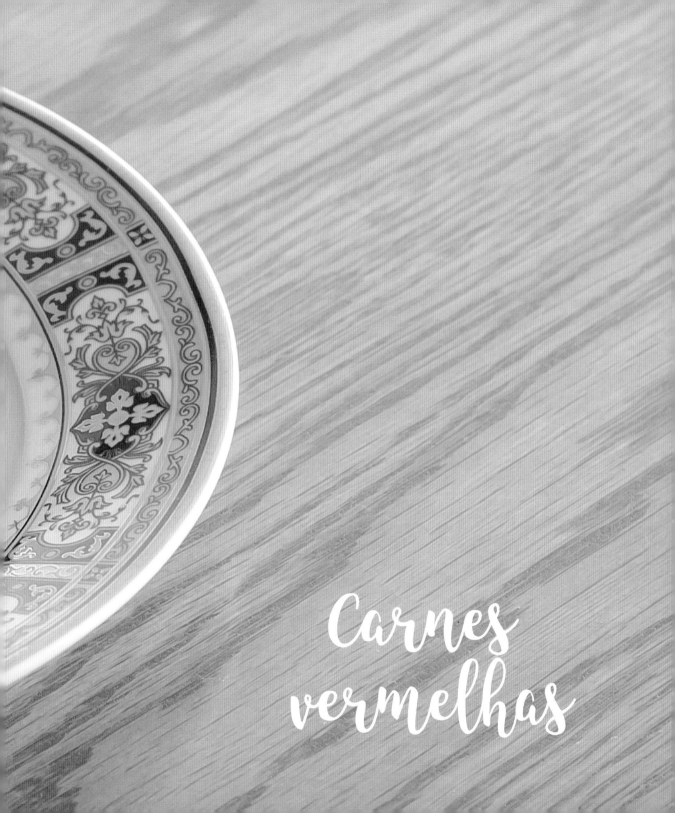

Carnes vermelhas

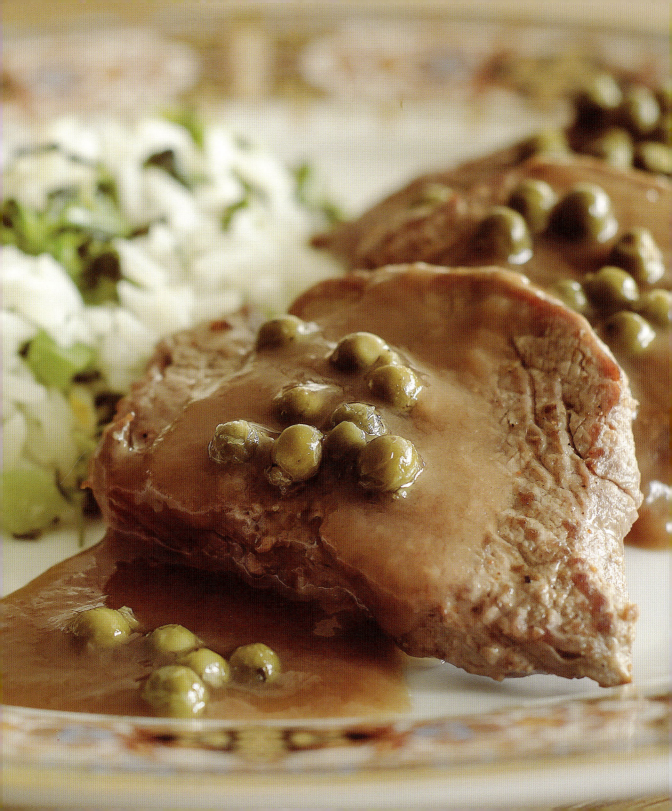

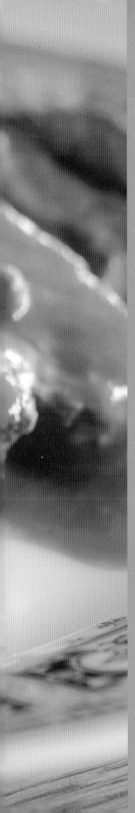

Eu não sei você, mas sou louca por um bife mal passado, bem suculento. Porém, o pediatra do meu filho foi bastante restritivo com a minha dieta: além de tirar o leite, nada de carne de vaca. Imagine o mau humor que o meu marido teve que aturar por longos meses.

Se esse é o seu caso, você pode experimentar trocar a carne bovina das receitas a seguir por carne de porco, carneiro, cordeiro, avestruz ou outra carne de caça de sua preferência. Delicie-se!

Medalhão de filé-mignon com molho poivre vert

Ingredientes

4 unidade(s) de medalhão de filé-mignon
50 gramas de pimenta verde em conserva
50 ml de caldo de carne
250 ml de creme de castanha de caju
30 ml de conhaque
Azeite, sal e pimenta-do-reino a gosto

Modo de preparo

Tempere os medalhões com sal e pimenta-do-reino no momento de grelhar.

Em uma panela de fundo grosso, em fogo alto, coloque um fio de azeite. Após selar a carne em ambos os lados, grelhe os filés uma vez de cada lado. Abaixe o fogo e cozinhe até chegar quase ao ponto desejado.

Nesse momento, retire os filés da panela e acrescente a pimenta verde. Coloque os filés de volta na panela, depois o conhaque e flambe (para isso, basta inclinar a frigideira até que a chama inflame a carne. O fogo apagará sozinho assim que o álcool do conhaque acabar).

Depois acrescente o caldo aos poucos, para *deglacear* o fundo e criar um molho do cozimento da carne. Acrescente o creme de castanha aos poucos e deixe ferver um pouco, para pegar gosto. Sirva a carne com o molho da panela por cima.

Dica da nutricionista | Apesar de a carne vermelha ser bastante condenada por muitos, não existe melhor fonte de ferro do que ela. Chamamos de ferro "heme", muito potente e que vai direto ao sangue. A carne vermelha também é uma excelente fonte de Vitamina B12 e é proteína de alto valor biológico, ou seja, tem todos os aminoácidos de que precisamos. Ela é, enfim, uma "Diva".

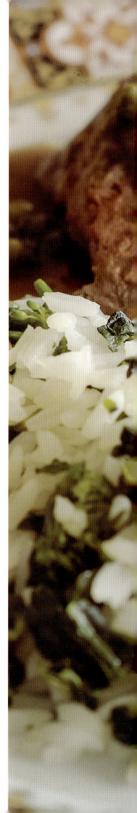

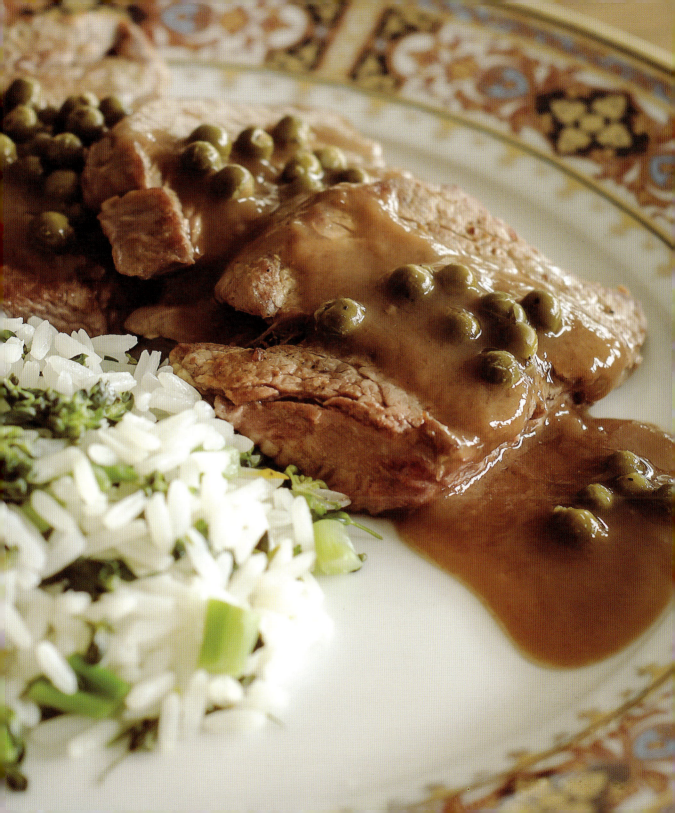

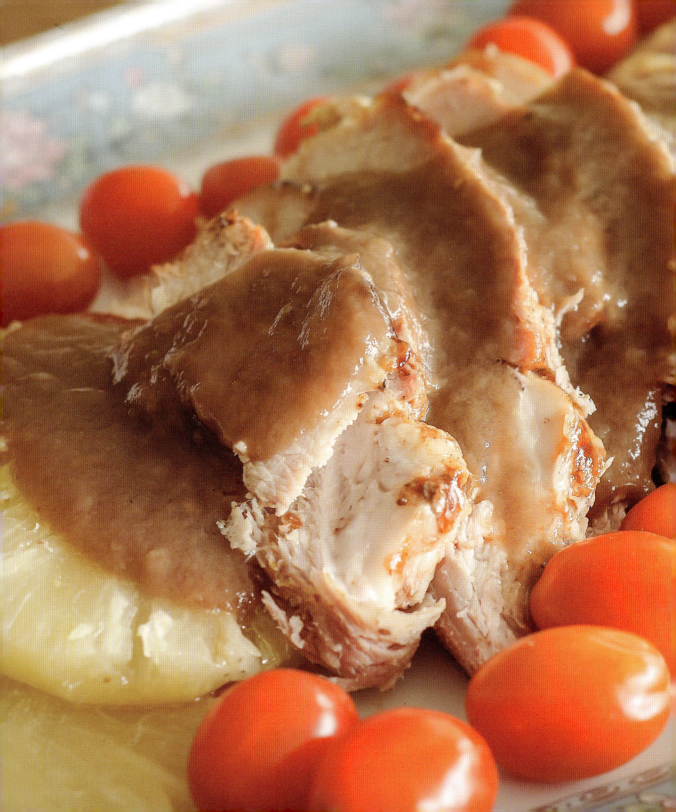

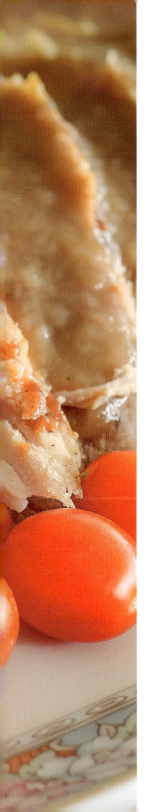

Pernil suíno assado com abacaxi

Ingredientes
1 pedaço de pernil sem osso de 1,5 kg
5 dentes de alho
1 limão
3 colheres (chá) de sal
1/2 xícara (chá) de vinagre
1 colher (chá) rasa de pimenta-do-reino
1 abacaxi bem maduro em fatias
2 colheres (sopa) de açúcar

Modo de preparo
No dia anterior, coloque o pernil dentro de um saco plástico e coloque o alho amassado, o suco de limão, o sal, o vinagre, a pimenta-do-reino e meia xícara (chá) de água. Feche o saco e massageie o pernil com o tempero. Deixe na geladeira, marinando.

No dia seguinte, coloque as rodelas de abacaxi em uma assadeira e polvilhe um pouco de açúcar. Coloque o pernil por cima das rodelas. Cubra o pernil com outras rodelas de abacaxi, polvilhando açúcar sobre elas (vai caramelar!). Despeje o restante dos temperos que ficou no saco e tampe com papel alumínio. Leve ao forno médio (uns 180 graus) por 2 horas e meia. Abra o papel alumínio, espete o pernil e veja se já está macio; se não estiver, feche o papel alumínio e deixe assando um pouco mais. Se já estiver macio, deixe o papel alumínio aberto e leve ao forno mais um tempo, para dourar.

> **Dica da nutricionista** | O pernil é rico em vitamina B1 e uma das frações mais magras do porco. Atualmente a carne suína melhorou muito, pois os porcos são alimentados com ração, o que proporciona melhor qualidade e menor quantidade de gordura.

Arroz cremoso de carne seca

Ingredientes

3 copos de arroz
500 gramas de carne seca
200 gramas de *bacon* fatiado
200 gramas de calabresa
1 tomate grande, bem maduro
1 cebola grande
200 gramas de requeijão de palmito
Pimenta calabresa, salsa e sal a gosto

Modo de preparo

Cozinhe a carne seca em panela de pressão, retire, espere esfriar e desfie e reserve. Retire a pele da calabresa e corte em cubos, juntamente com o *bacon*. Corte o tomate em cubos pequenos, sem as sementes, bem como a cebola, e reserve.

Refogue o *bacon* e a calabresa até ficar bem dourada, acrescentando depois a cebola, o tomate, a pimenta calabresa e a carne desfiada, nessa ordem. Na sequência, acrescente o arroz, refogue bem, adicione água até cobrir tudo, corrigindo o sal, se necessário. Abaixe o fogo e aguarde a água secar.

Quando o arroz estiver pronto, acrescente o requeijão de palmito e misture bem. Leve ao forno, para dar uma dourada. Quando retirar, salpique a salsa sobre a travessa e sirva.

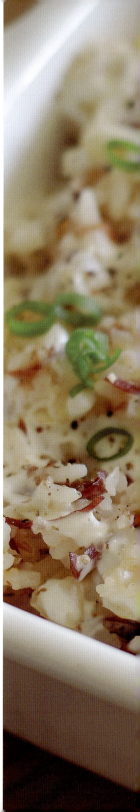

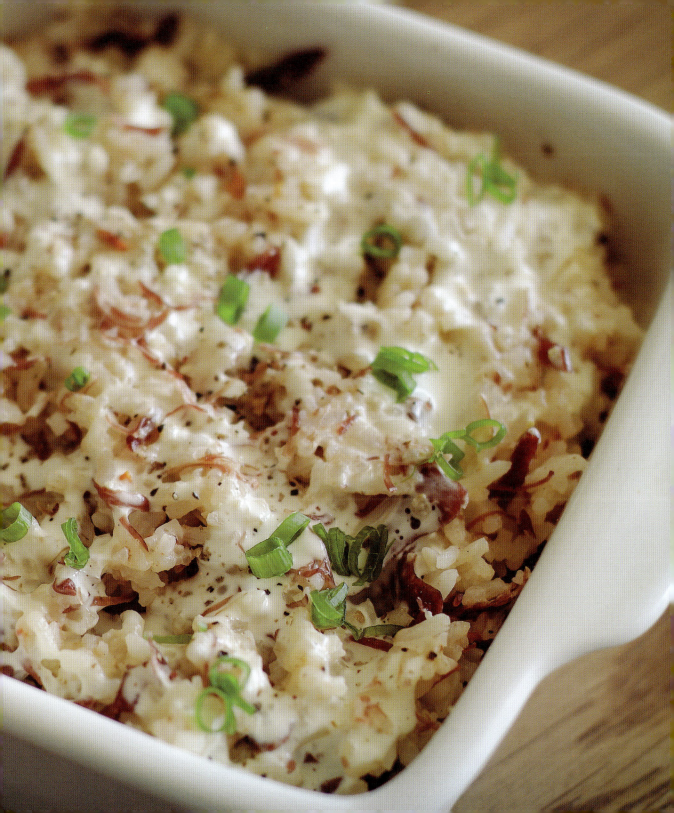

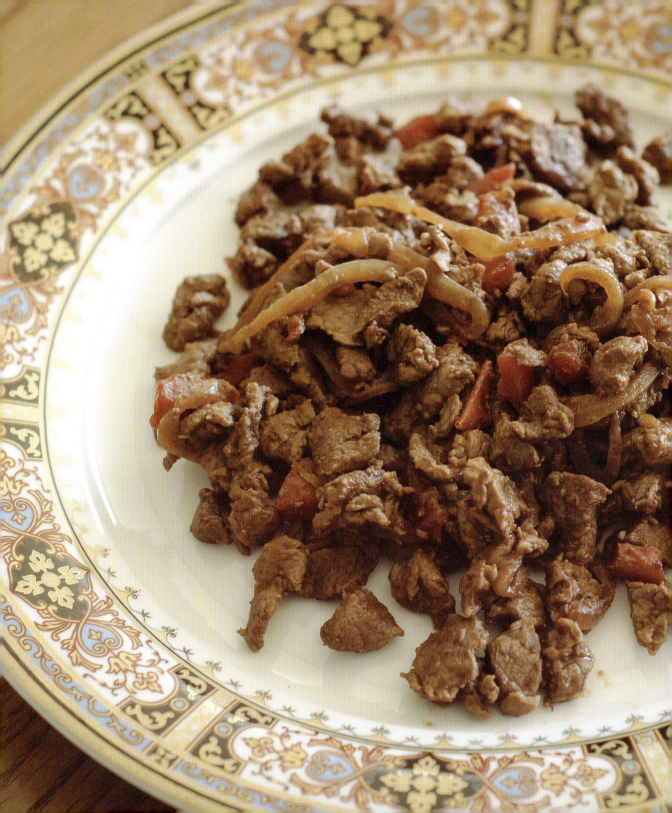

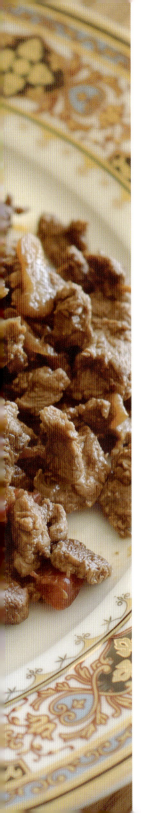

Picadinho de filé-mignon

Ingredientes

Para o preparo da carne
500 gramas de filé-mignon picado na ponta da faca
(Bem miudinho mesmo, menor que o corte para *strogonoff*.)
100 ml de *shoyu* (Pode ser substituído por cerveja preta!)
3 colheres (sopa) de água
1 colher (sopa) de azeite
1/2 colher (sopa) de mostarda
1/2 colher (café) sal
1 dente de alho triturado ou picado
Pimenta-do-reino de acordo com seu gosto

Para o preparo do molho

1 dente de alho triturado ou picado
1/2 lata de tomates pelados, sem sementes e picados

Modo de preparo

Com a carne já picadinha, você vai temperá-la com a mistura de todos os ingredientes e deixar por pelo menos 2 horas no tempero (na geladeira). Passado esse tempo, aqueça uma panela com um fio de azeite e doure a carne. Ela vai soltar líquido, que, no caso dessa receita, é exatamente o que queremos. Adicione os temperos nos quais a carne ficou marinando e deixe cozinhar. Quando a carne estiver cozida, mas com bastante líquido ainda, junte o dente de alho picado (o menor possível, de preferência amassado ou triturado) e a meia lata de tomates sem pele e sem semente, bem picadinhos. Tampe a panela e deixe ferver para o tomate desmanchar.
Agora acerte o sal, se achar necessário, e junte meia colher (sopa) de colorau (colorífico), para deixar com uma cor bonita, e salsinha picada a gosto.

83

Strogonoff de carne vermelha

Ingredientes

300 gramas de carne picada (alcatra, filé-mignon, coxão mole, a que você quiser)

1/2 xícara (chá) de *champignon* em lâminas

1/2 cebola picada

1 colher (sopa) de azeite

2 colheres (sopa) de *ketchup*

1/2 colher (sopa) mostarda

1/3 envelope de caldo de carne em pó

200 gramas de creme de castanha de caju ou de requeijão de palmito.

Ingredientes para a marinada da carne

3 colheres (sopa) de *shoyu* (Pode ser substituído por cerveja preta!)

3 colheres (sopa) de água

1 colher (sopa) de azeite

1/2 colher (sopa) de mostarda

1/2 colher (café) de sal

1 dente de alho triturado ou picado

Pimenta-do-reino de acordo com seu gosto

Modo de preparo

Com a carne já picadinha, você vai temperá-la com a mistura de todos os ingredientes e deixar por pelo menos 2 horas no tempero (na geladeira).

Na sequência, comece refogando a cebola no azeite. O ideal é não deixar a cebola dourar (ela precisa murchar e ficar quase derretendo), então mantenha em fogo baixo. Junte a carne e doure. É comum soltar um pouco de líquido, inclusive ele ajudará a formar o molho. Some os cogumelos. Depois, adicione o ketchup, a mostarda e o caldo de carne. Misture bem e acrescente o creme de castanha de caju ou o requeijão de palmito. Mas vá acrescentando aos poucos, até ficar com a consistência e a cor desejadas (no meu caso, foram 4 colheres de sopa).

Acerte o sal, se achar necessário, e polvilhe pimenta-do-reino, se gostar.

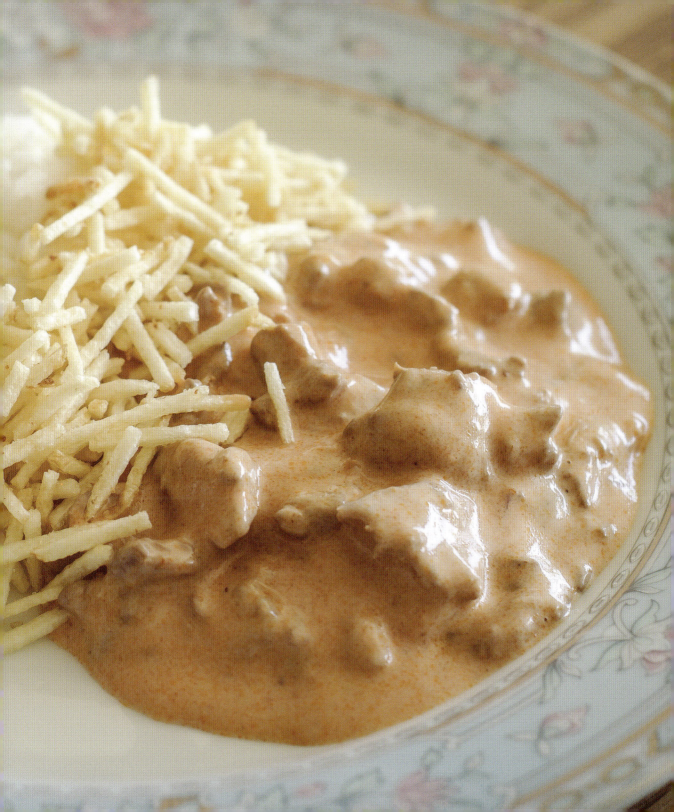

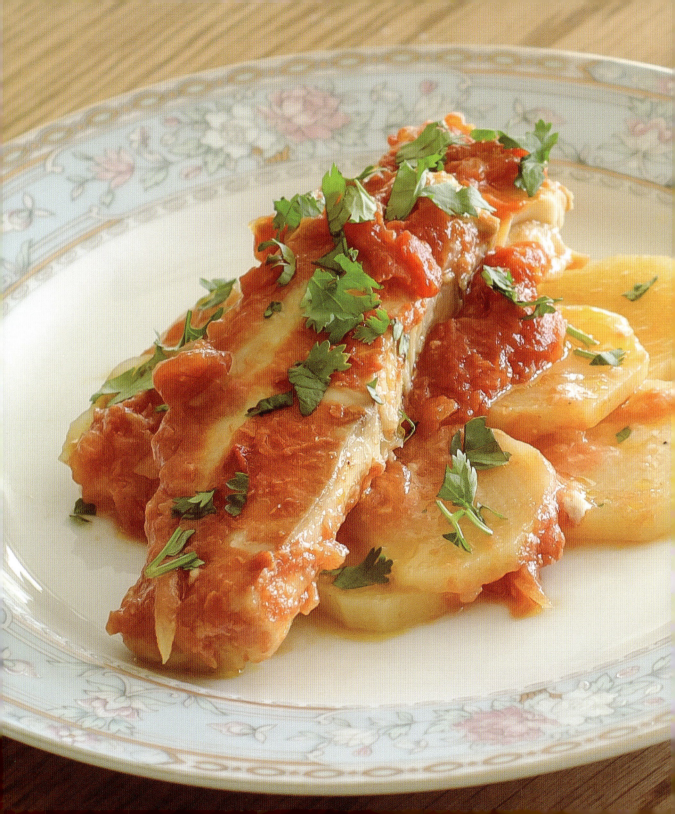

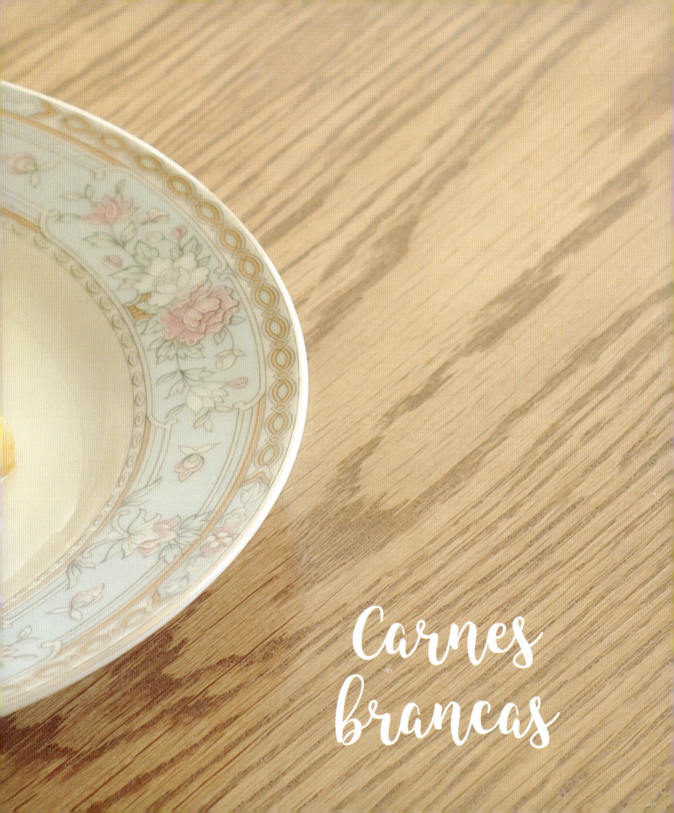

Carnes brancas

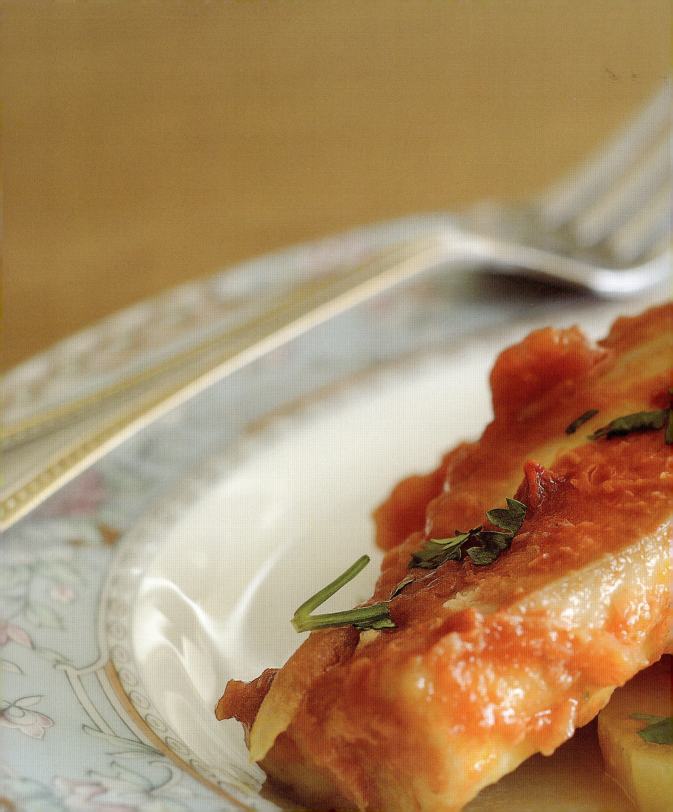

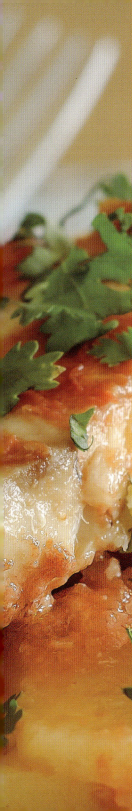

Carne branca é sempre uma boa pedida: mais leve, saborosa, versátil, fácil de fazer e sempre agrada os mais variados paladares. Frango, codorna, peru, pato, salmão, tilápia, robalo e mais um sem-fim de opções.

O mais difícil, para mim, foi aprender a temperar peito de frango. O segredo eu aprendi com a Rita Lobo: esfregar os temperos e deixar na salmoura de água, sal e açúcar (1 colher [sopa] de sal para 1 colher [chá] de açúcar), por 20 minutos, na geladeira. Depois, pasme!, lave em água corrente (para tirar o excesso de sal, que foi usado para amaciar a carne) e seque com papel toalha. *Voilà*!

Vamos tentar?

Frango ao curry

Ingredientes

200 gramas de peito de frango cortado em cubinhos

2 maçãs descascadas e cortadas em cubos

1/2 cebola picada

2 dentes de alho picados

2 colheres (sopa) de *curry*

1 xícara (chá) de creme de castanha de caju

1 xícara (chá) de água

2 colheres (sopa) de azeite

Sal e pimenta-do-reino a gosto

Modo de preparo

Numa panela grande, coloque o azeite e leve ao fogo médio, para aquecer. Em seguida, junte a cebola e refogue por 3 minutos, mexendo sempre, ou até que fique transparente. Junte o alho e mexa bem por mais 1 minuto.

Aumente o fogo e acrescente os cubinhos de frango aos poucos. Misture bem. Deixe cozinhar por 5 minutos, até ficar dourado. Acrescente o *curry* e misture bem. A seguir, junte os cubos de maçã e mexa bem. Coloque a água e o creme de castanha de caju. Tempere com sal e deixe cozinhar em fogo baixo por 10 minutos. A consistência do molho deve ficar cremosa, e o frango, cozido.

Desligue o fogo e sirva bem quente.

Dica da nutricionista | O frango é sempre uma boa opção para variar o cardápio. Lembre-se de que as coxas têm sangue. Portanto, para os bebês alérgicos, dê preferência ao peito. Isso porque existe uma melhor tolerância exatamente por não ter sangue entre as fibras.

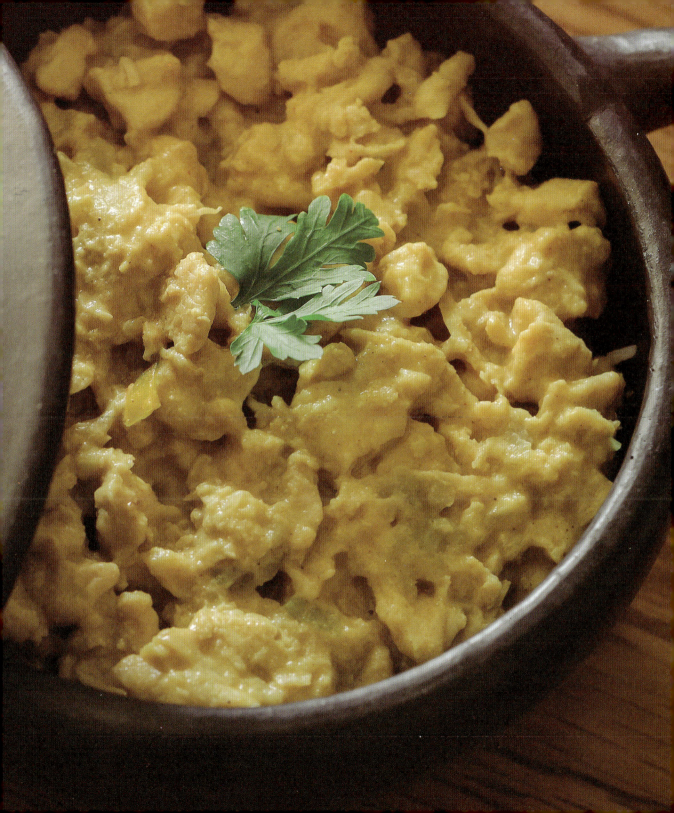

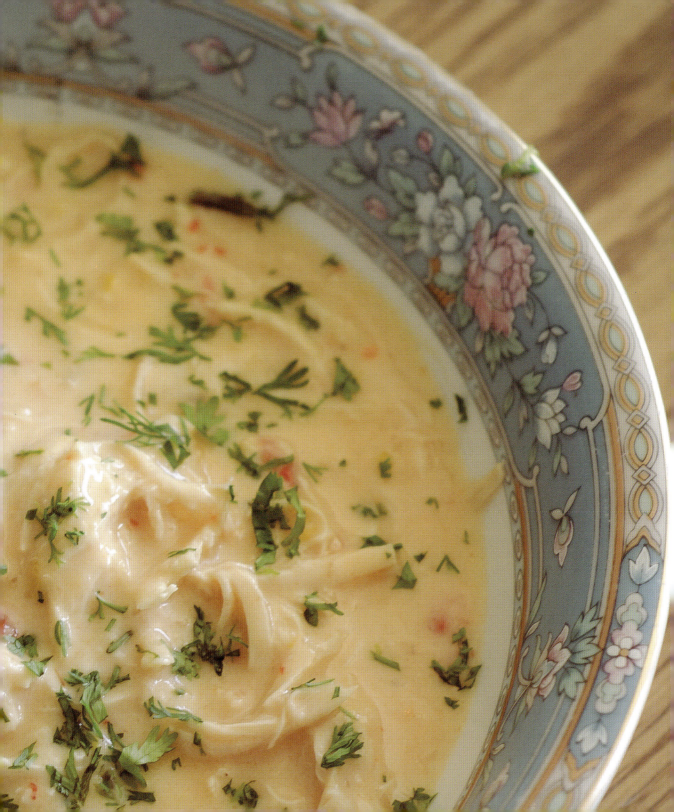

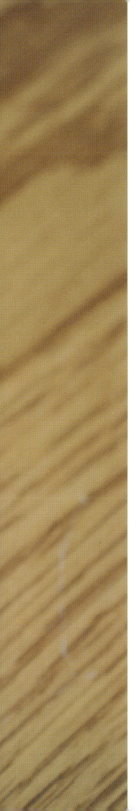

Bobó de frango

Ingredientes

500 gramas de peito de frango sem pele e sem osso
500 gramas de mandioca descascada
1 pimentão vermelho cortado em cubos, sem sementes
1 tomate maduro cortado em cubos, sem sementes
1 cebola picada em pedaços bem finos
3 dentes de alho picados
1 pimenta dedo-de-moça picada, sem sementes (Se quiser mais apimentado, mantenha as sementes.)
1/2 xícara (chá) de leite de coco (cerca de 120 ml), de preferência caseiro
Caldo de 1 limão
4 colheres (sopa) de azeite de oliva
1 colher (sopa) de azeite de dendê
1/4 xícara (chá) de folhas de coentro
Sal a gosto

Modo de preparo

Corte a mandioca em pedaços médios e transfira para uma panela de pressão. Cubra com água, regue com 1 colher (sopa) de azeite de oliva, tampe e leve ao fogo médio. Quando começar a apitar, abaixe o fogo e deixe cozinhar por 25 minutos. Enquanto a mandioca cozinha, corte o frango em cubos médios de cerca de 2,5 cm, transfira para uma tigela, tempere com o caldo de limão e deixe marinar. Após os 25 minutos, desligue o fogo e deixe toda a pressão sair antes de abrir a panela. Reserve a água do cozimento e transfira a mandioca para o copo do liquidificador. Junte 1 xícara (chá) da água do cozimento e bata até formar um creme liso. Reserve.

Leve ao fogo médio uma panela grande. Quando estiver quente, regue com 2 colheres (sopa) de azeite e doure os cubos de frango aos poucos, sem cobrir todo o fundo da panela (se colocar todos numa tacada só, soltarão água e cozinharão, em vez de dourar. Repita a operação até ter selado todos os pedaços. Guarde o caldo do limão. Mantenha a panela em fogo médio e faça a deglaçagem: regue com 1 xícara (chá) da água do cozimento da mandioca e o caldo de limão em que o frango foi temperado; misture bem, raspando os queimadinhos formados no fundo. Transfira esse caldo para a tigela, com o frango, passando por uma peneira.

Diminua o fogo para baixo e, na mesma panela, adicione o azeite restante, a cebola e o pimentão. Refogue tudo, mexendo de vez em quando, até murchar. Junte o tomate e misture até desmanchar os cubinhos. Por último, adicione o alho e a pimenta dedo-de-moça. Refogue por mais 1 minuto.

Acrescente o creme de mandioca ao refogado e misture bem. Quando ferver, volte o frango (com o caldo) para a panela, misture e deixe cozinhar por cerca de 2 minutos. Junte o leite de coco, o azeite de dendê e misture bem. Prove e tempere com sal a gosto.

Desligue o fogo, salpique com as folhas de coentro e sirva, a seguir, acompanhado de arroz branco.

Dica de mãe | Para fazer o bobó de camarão, basta ferver o camarão, já limpo e sem as vísceras, por 2 minutos (se demorar demais, vira "borracha") e refogá-lo com suco de 1 limão, sal e alho e cebola picadinhos. Depois, seguir os mesmos passos do bobó de frango.

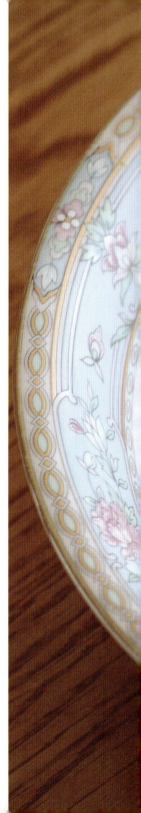

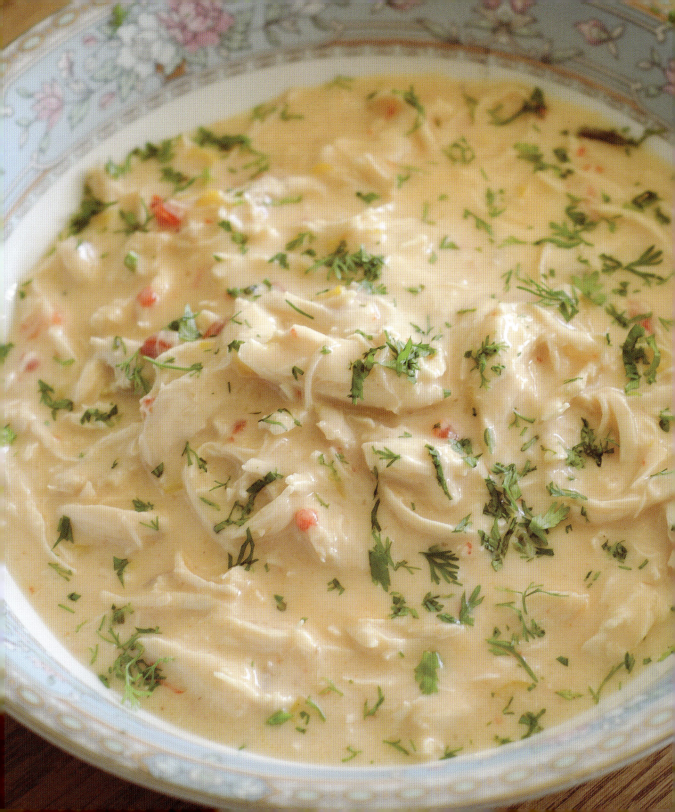

Iscas de frango ao molho cremoso de gengibre

Ingredientes

1 quilo de *sassami* (tiras de peito de frango)

1 unidade de gengibre grande ralado

Suco de 1 limão

1 xícara (chá) de creme de bebida vegetal a base de castanha de caju

1 cebola média

4 dentes de alho

Sal a gosto

Pimenta a gosto

1 colher (sopa) de açúcar, se necessário

1 colher (sopa) de azeite

Modo de preparo

Numa tigela, tempere o frango com cebola, alho, o suco de 1 limão, sal e pimenta a gosto. Rale o gengibre e misture tudo, deixando o frango marinar por pelo menos 2 horas. Experimente o tempero e, caso esteja muito ácido, coloque o açúcar.

Numa frigideira grande, coloque um fio de azeite e coloque o frango temperado (todo ou partes, dependendo do tamanho da frigideira). Deixe a frigideira tampada em fogo baixo, para que o frango cozinhe no próprio caldo. Após 15 minutos, aumente o fogo e, quando acabar o caldo, frite rapidamente ambos os lados dos filezinhos, para que fiquem dourados. Acrescente o creme de bebida vegetal a base de castanha e misture bem. Deixe cozinhar por mais 5 minutos. Tire do fogo e sirva.

> **Dica da nutricionista |** O gengibre tempera e perfuma as preparações. É um excelente antioxidante, combate os radicais livres e ainda ajuda a melhorar a imunidade.

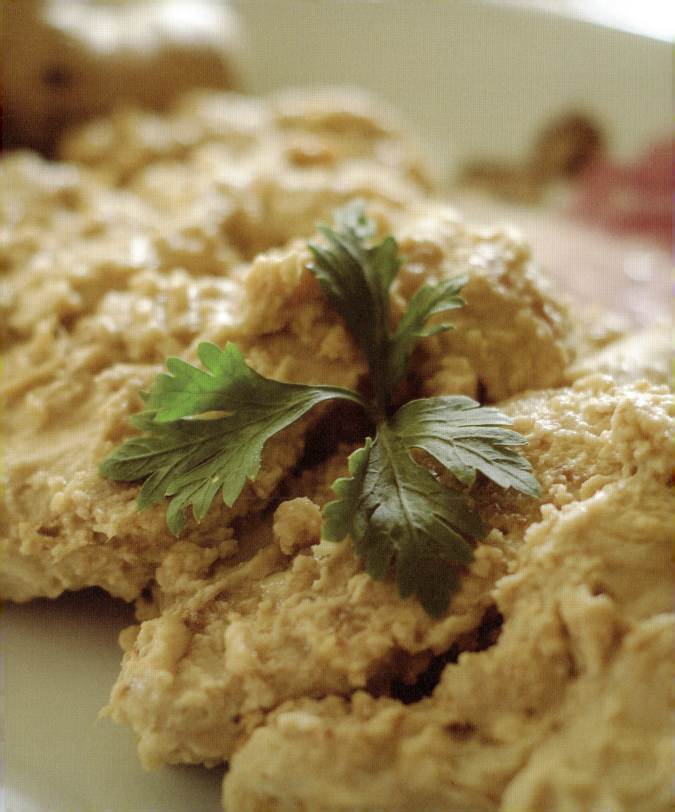

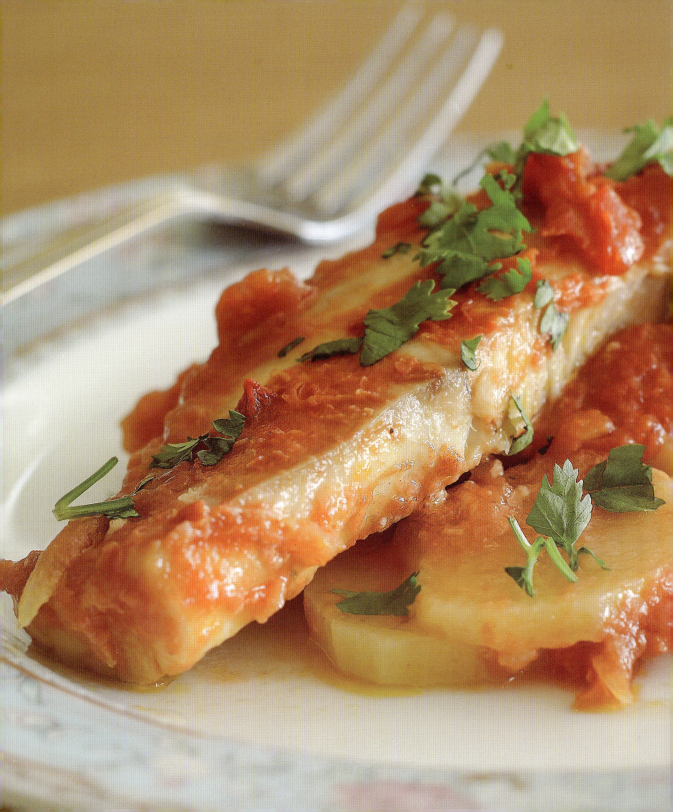

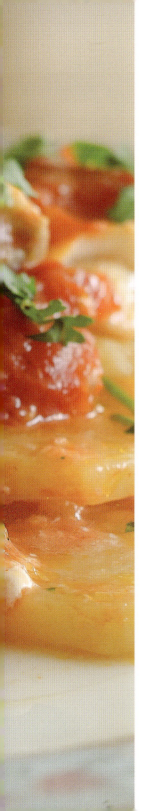

Filé de peixe assado

Ingredientes

500 gramas de filé de peixe (tilápia, *saint peter* ou outro)
4 batatas grandes, descascadas em rodelas de 0,5 centímetro de espessura
2 tomates picadinhos
1/2 pimentão grande
1 cebola média picada em cubos
1 colher (sopa) cheia de alcaparras
Cheiro verde a gosto
Coentro a gosto (opcional)
1/2 colher (sopa) de sal
1 dente de alho pequeno, bem espremido
Azeite a gosto

Modo de preparo

Tempere o filé de peixe com sal e alho e reserve.
Misture o tomate, a cebola, o pimentão e as alcaparras e tempere com um pouco de sal. Junte o cheiro verde e o coentro e deixe descansar.
Unte um refratário com azeite e forre com as batatas cruas. Cubra as batatas com o peixe e por cima distribua a mistura do tomate. Regue com bastante azeite e leve ao forno por mais ou menos 30 a 40 minutos.
Quando secar o líquido que acumula no fundo da forma quando está assando e ficar dourado, está pronto.

> **Dica da nutricionista |** Quando não são os causadores de alergia, os peixes são importantes fontes de ômegas, que melhoram a imunidade do organismo. Peixes gordurosos de águas frias (salmão, sardinha, cavala, anchova, arenque, bacalhau, bagre e atum) são os mais saudáveis.

Minigratinado de bacalhau

Ingredientes

3 colheres (sopa) de azeite
1/2 cebola picada
2 dentes de alho picados ou triturados
1/2 pimentão amarelo picado
1 tomate sem pele e sem sementes, picado
1/3 xícara (chá) de salsinha picada
1 xícara (chá) de pão de forma em cubos
1/3 xícara (chá) de água
250 gramas ou 1/2 embalagem de bacalhau desfiado
150 gramas de creme de bebida vegetal a base de castanha de caju

Modo de preparo

Refogue a cebola no azeite. Em seguida, acrescente o alho e mexa por alguns minutos. Junte o pimentão e o tomate e refogue bem, para que eles fiquem macios. Some o bacalhau e a salsinha. Mantenha no fogo, mexendo sempre, até o bacalhau cozinhar. Junte 1/3 de xícara (chá) de água e, assim que ferver, acrescente o pão em cubos. Junte o creme de bebida vegetal a base de castanha. Acerte o sal e polvilhe pimenta-do-reino (ou pimenta branca). Coloque em *ramequins* individuais e leve ao forno por 15 minutos. Está pronto para servir.

Dica da nutricionista | O gengibre tempera e perfuma as preparações. É um excelente antioxidante, combate os radicais livres e ainda ajuda a melhorar a imunidade.

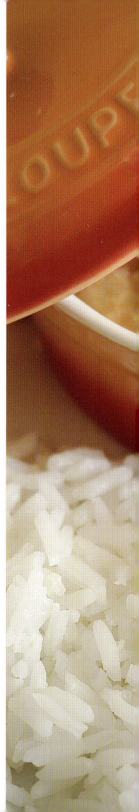

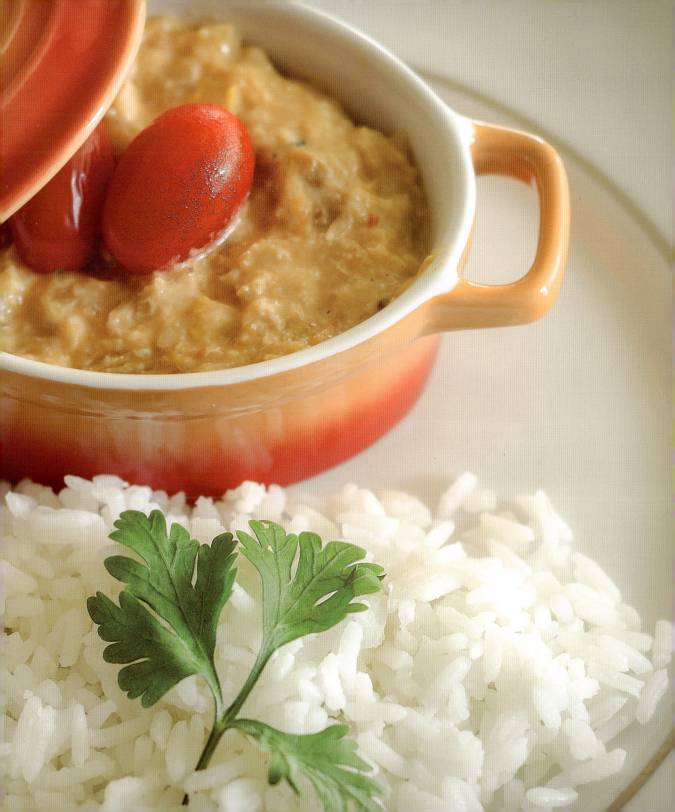

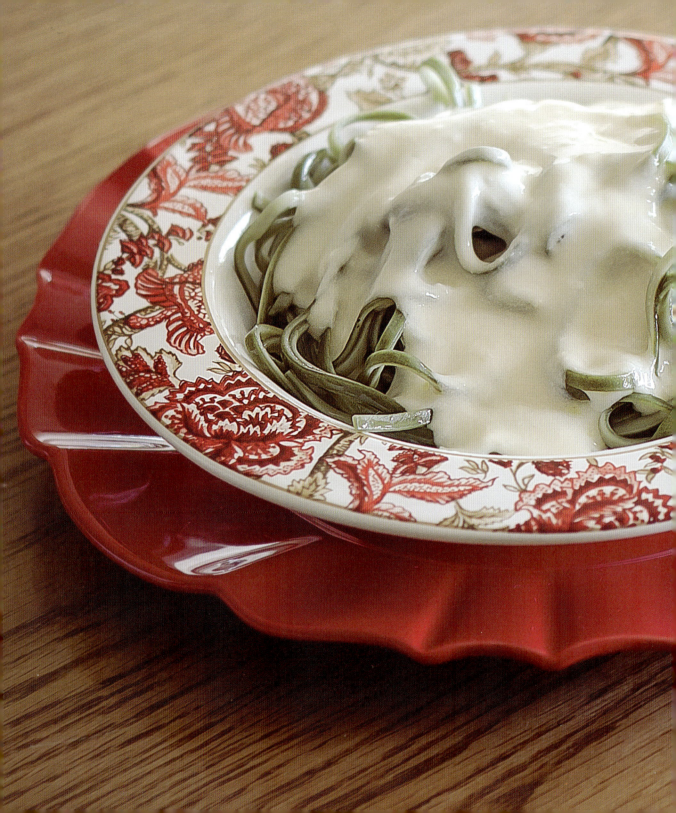

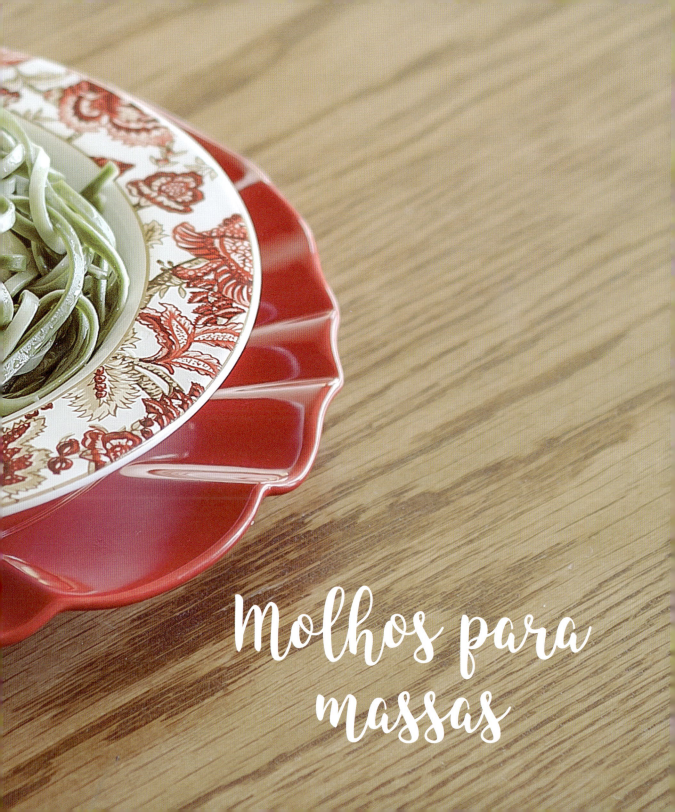

Molhos para massas

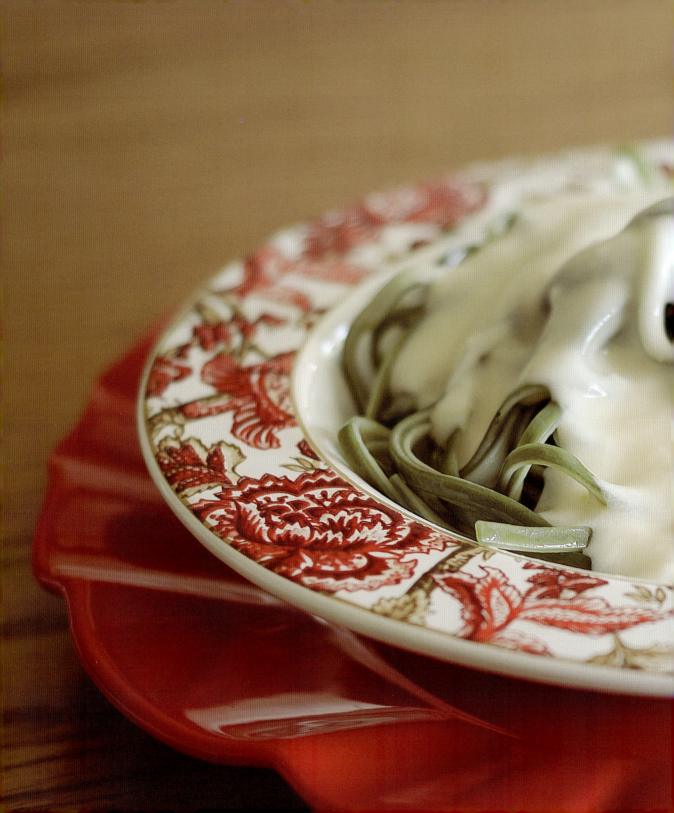

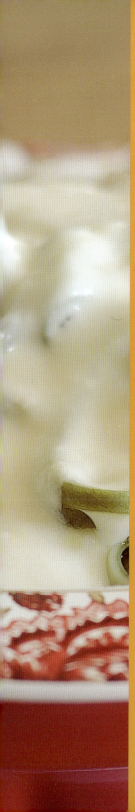

Existe algo mais prático e mais unânime do que uma massa? Não! E o melhor de tudo: elas não levam leite! Viva! Farinha, sal, água e, se quiser, ovo. Essa é a composição básica de qualquer massa, seja espaguetti ou pizza. Ou seja, está liberada a temporada de focaccias, talharins, nhoques, raviólis e cia.

Você está pensando em qual molho usar? Veja as nossas opções sem leite (ou com leite vegetal) e escolha o seu favorito.

Molho de carne vermelha

Ingredientes

110 gramas de *bacon* moído ou picado
30 ml de azeite de oliva (2 colheres de sopa)
300 gramas de margarina sem leite
300 gramas de cebola picada
100 gramas de cenoura triturada
100 gramas de aipo triturado
500 gramas de carne bovina moída
500 gramas de carne de porco moída (ou picada em pedaços bem pequenos)
130 gramas de extrato de tomate
500 ml de vinho branco
1 litro de caldo de legumes ou de frango
500 ml de creme de bebida vegetal a base de castanha de caju
Sal, pimenta-do-reino e noz moscada a gosto

Modo de preparo

Derreter a margarina e o azeite e dourar o bacon. Adicionar a cebola, a cenoura e o aipo (essa mistura de chama mire poix). Depois colocar as carnes e refogar bem. Na sequência, o extrato de tomate. Esperar reduzir um pouco. Adicionar o vinho branco e deixar ferver até a panela ficar quase seca. Em seguida, colocar o caldo e, por último, o creme de leite de caju.

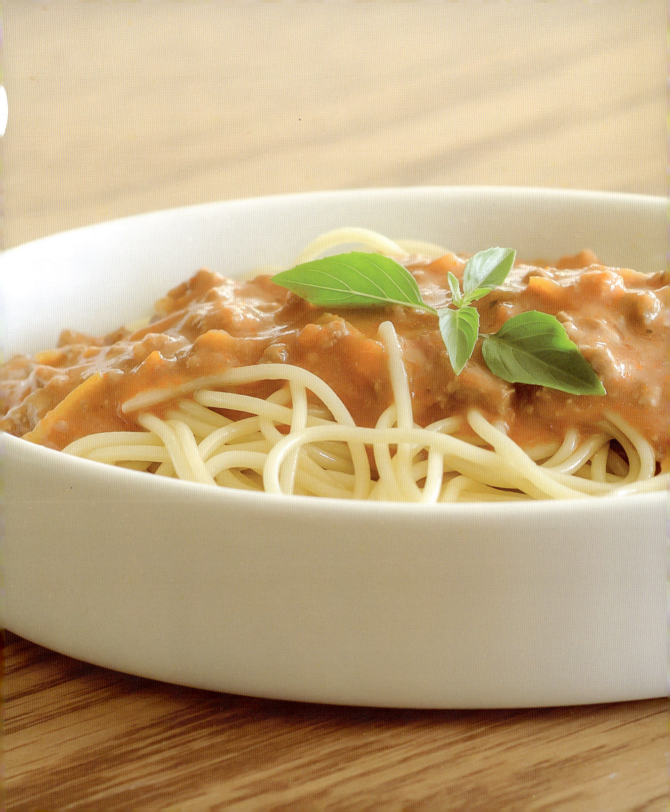

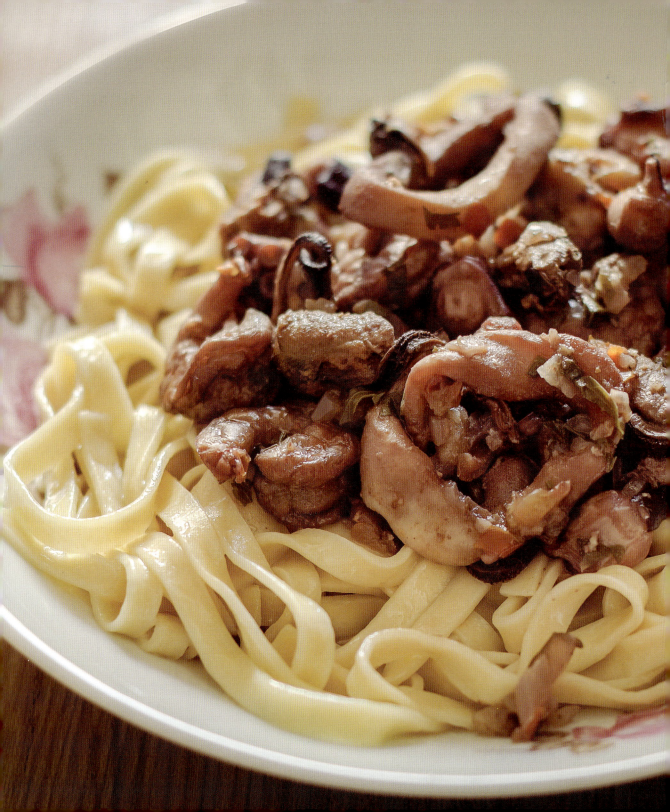

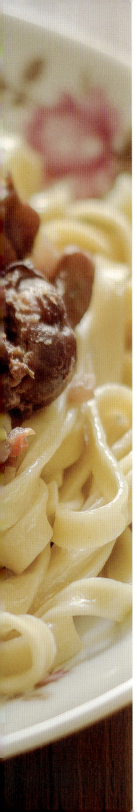

Frutos do mar

Ingredientes

2 colheres (sopa) de azeite de oliva extravirgem
1 cebola, picada
2-3 dentes de alho picados
2 colheres (sopa) de salsa fresca, picada
250 ml de vinho branco ou tinto seco
1 lata de tomates picados (cerca de 400 g)
1 pitada de pimenta calabresa em pó
1/4 de colher (chá) de açúcar
1 pitada de açafrão em rama (pistilo)
8-12 mexilhões lavados e limpos
2 lulas limpas cortadas em anéis
300 gramas de camarão graúdo descascado
Sal e pimenta-do-reino

Modo de preparo

Aqueça o azeite numa panela grande, junte a cebola e refogue por 5 a 7 minutos ou até amolecer, mas sem dourar. Acrescente o alho e a salsa, e refogue por mais 1 minuto. Despeje o vinho na panela e deixe ferver. Regule a chama para que o vinho ferva constantemente, cozinhando por cerca de 15 minutos ou até que se evapore quase por completo. Adicione os tomates com seu suco, a pimenta-calabresa em pó, o açúcar e o açafrão. Baixe o fogo e cozinhe por 15 minutos. Tempere a gosto. Acrescente os mexilhões. Tampe a panela e cozinhe em fogo moderado por cerca de 5 minutos ou até os mexilhões começarem a se abrir.

Adicione a lula e os camarões e cozinhe por mais 3 a 4 minutos ou até mudarem de cor, de cinza-azulada para rosada. Retire a panela do fogo.

Descarte os mexilhões que não se abrirem, depois tampe a panela para conservar o calor. Sirva o molho de tomate e frutos do mar por cima de uma massa de sua preferência.

Dica da nutricionista | Não existe meio termo para os frutos do mar: ou são amados, ou são odiados. Eles têm muitos minerais em suas composições e também as gorduras consideradas "boas". São também excelente fonte de proteínas de alto valor biológico para tecidos, hormônios e enzimas. Porém, alguns, como os camarões, são ricos em colesterol.

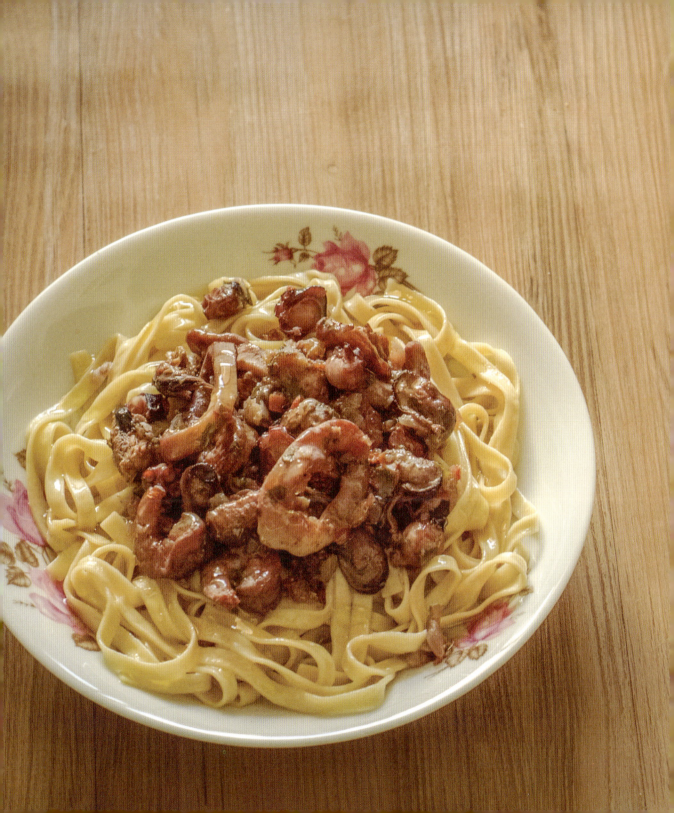

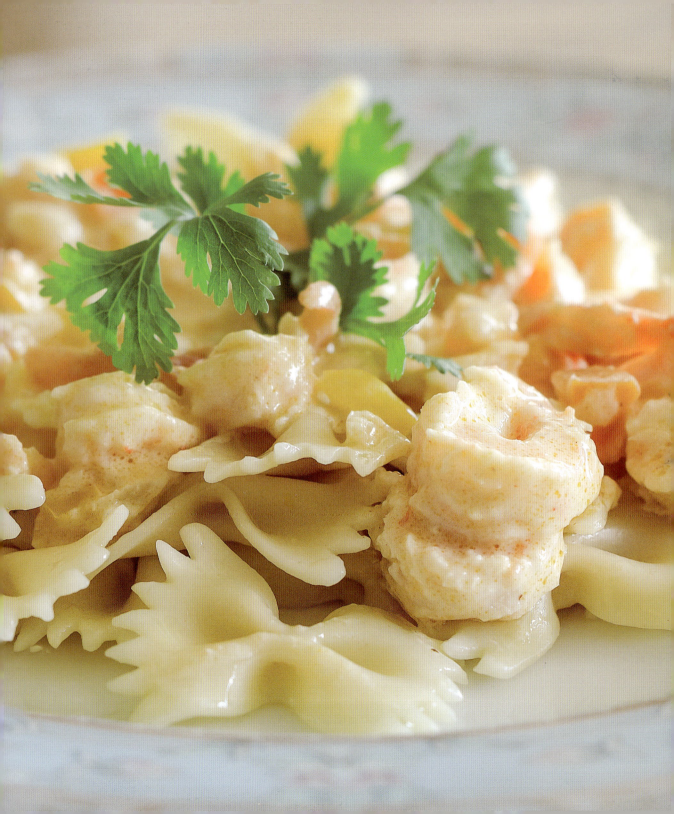

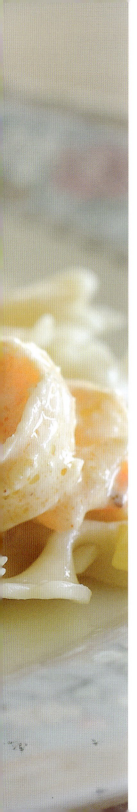

Camarão do molho de limão

Ingredientes

500 gramas de camarão médio limpo
1/3 de xícara (chá) de margarina sem leite
4 colheres (sopa) de suco de limão
Raspas de 2 limões
1 xícara (chá) de creme de bebida vegetal a base de castanha de caju
1/2 xícara (chá) de água
Pimenta-do-reino a gosto
1 colher (chá) de sal
2 colheres (sopa) de azeite
1/2 colher (sopa) de colorau
1/2 xícara (chá) de salsa picada
1 colher (sopa) de coentro picado
1 tomate picado, sem sementes
1/3 de xícara (chá) de pimentão vermelho picado

Modo de preparo

Misture o suco de limão, a água, a pimenta e o sal. Deixe o camarão de molho no tempero por 15 minutos. Depois, escorra-o e reserve o caldo. Leve uma panela ao fogo alto com a margarina sem leite e o azeite. Frite metade dos camarões, mexendo com uma colher de pau por um minuto. Retire-os com uma escumadeira e reserve. Frite os camarões restantes e reserve-os junto com os demais. Coloque na panela o caldo reservado, adicione o colorau e o tomate e deixe ferver por um minuto. Acrescente os camarões e aqueça até começar a ferver, mexendo sempre. Ponha a salsa, o coentro e o pimentão. Misture com o creme de castanha e as raspas de limão e sirva em seguida, com a massa de sua preferência.

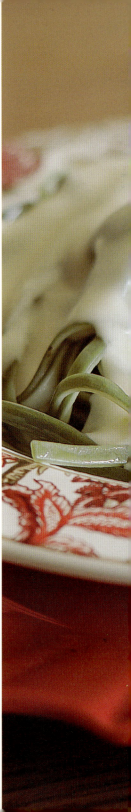

Molho bechamel

Ingredientes

500 ml de creme de bebida vegetal a base de castanha de caju
2 dentes de alho
2 folhas de louro
2 cebolas em fatias
Pimenta-do-reino branca, moída, a gosto
Noz moscada ralada a gosto
Sal a gosto

Modo de preparo

Coloque em uma panela o creme de leite de caju, o alho, o louro, a noz-moscada, a cebola e a pimenta-do-reino. Leve ao fogo até ferver. Abaixe o fogo e cozinhe, mexendo de vez em quando, por mais 5 minutos. Retire do fogo, tampe a panela e deixe descansar por 10 minutos. Está pronto.

Dica de mãe | Embora a maioria das pessoas pense que molho branco e molho *bechamel* são a mesma coisa, existe uma singela diferença entre eles. A base e a forma de fazer são essencialmente as mesmas, no entanto, no *bechamel* o leite usado é aromatizado e temperado por infusão de ervas, especiarias e hortaliças e – tradicionalmente, os mais usados são: cebola, alho, noz-moscada ralada, folha de louro e pimenta-do-reino.

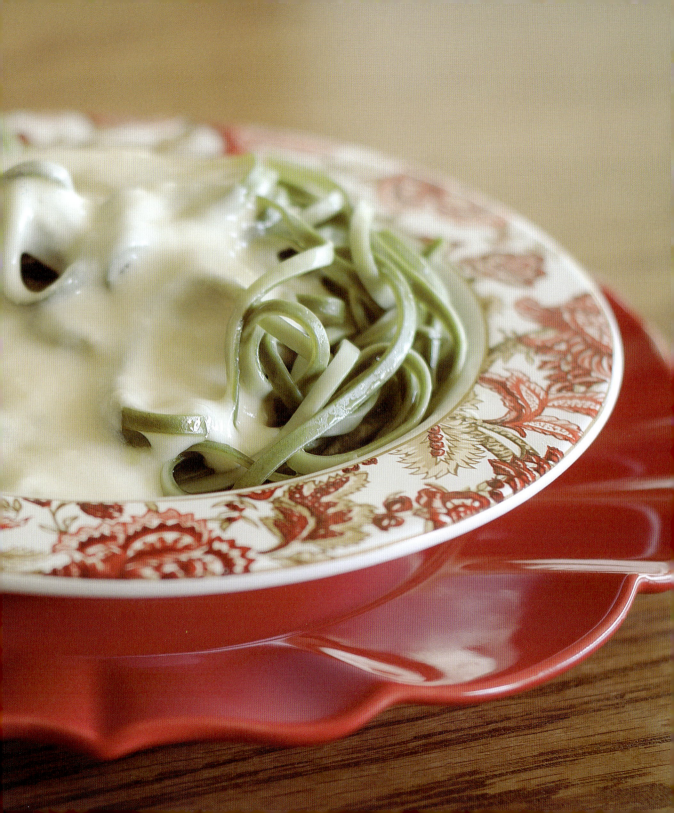

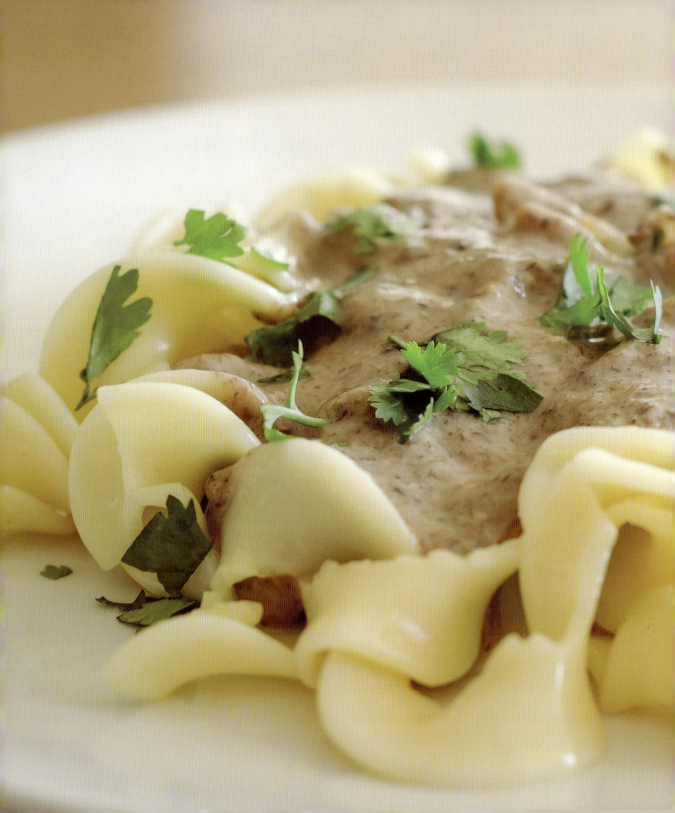

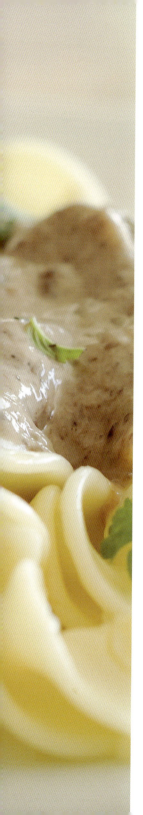

Molho funghi

Ingredientes

1 e 1/2 xícara (chá) de cogumelo *funghi porcini*
Água o suficiente para cobrir o *funghi*
1 xícara (chá) de cebola picada em cubos pequenos
2 colheres (sopa) de margarina sem leite ou azeite
1 xícara (chá) de caldo do molho do *funghi*
500 ml de creme de castanha de caju ou de palmito
3 colheres (sopa) de vinho branco seco

Para o shitake

2 colheres (sopa) de azeite extra virgem
1 dente de alho picado em cubos pequenos
1 e 1/2 xícara (chá) de *shitake* fresco, fatiado
Sal e pimenta a gosto

Modo de preparo

Hidrate o funghi em água por 2 horas, ou até ficar macio. Separe 1 xícara (chá) do caldo do funghi e reserve. Corte o funghi hidratado em cubos médios.

Em uma panela, adicione a margarina sem leite ou azeite e refogue a cebola até ficar levemente dourada. Junte o funghi em cubos e refogue mais um pouco. Aos poucos, vá colocando o creme de bebida vegetal a base de castanha de caju e o caldo do funghi. Adicione o vinho branco e cozinhe por mais 3 minutos.

Preparo do shitake

Em uma frigideira, adicione o azeite e refogue o alho, sem deixar dourar. Junte as fatias de shitake e, em fogo alto, refogue até que fiquem douradas. Adicione o shitake refogado ao molho. Ajuste o sal e pimenta a gosto.

Dica de nutricionista | Cogumelos fortalecem o sistema imunológico, auxiliam na absorção de fósforo e ferro e dão um charme nas receitas.

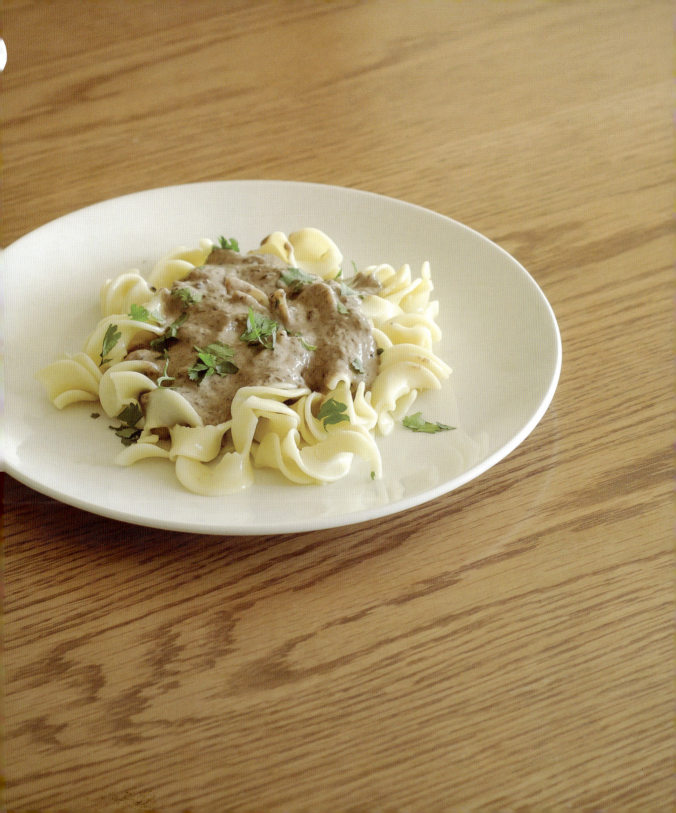

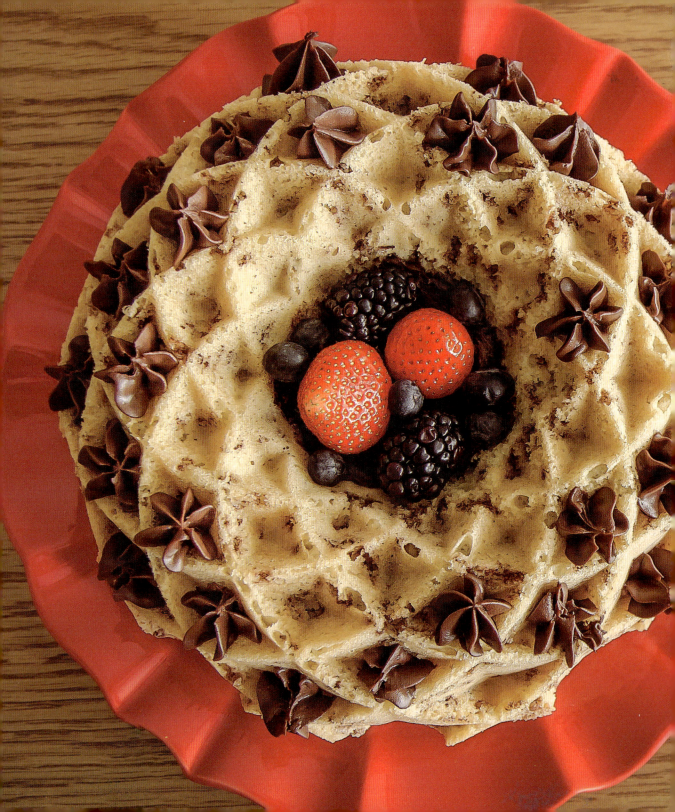

Doces e sobremesas

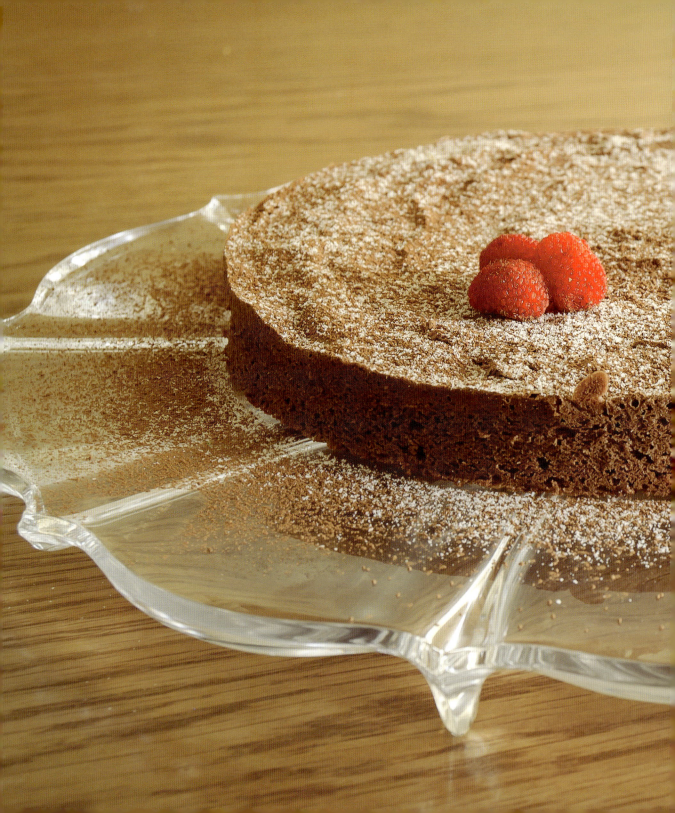

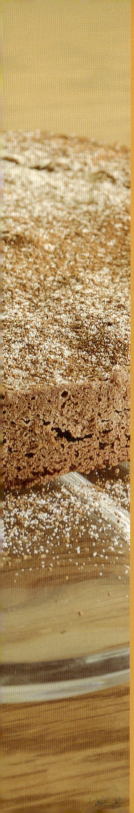

Eu sei que esse é o capítulo mais esperado, mais aguardado e que vai ser o mais lido e testado de todo o livro. Eu nunca fui muito fã de doces, mas bastou o médico do meu filho proibir o leite para vir aquele desejo absurdo de comer brigadeiro e doce de leite ninho! Só Freud explica.

No entanto, a confeitaria é uma arte a qual eu não domino. Admiro muito, mas eu tenho verdadeira dificuldade de ir muito além da ganache de chocolate e do cuscuz de tapioca com coco ralado.

Como eu não queria decepcionar, convidei uma verdadeira alquimista do açúcar para compartilhar seus truques e magias. Inaiá Sant´Ana é mais do que uma confeiteira. Ela é a fada madrinha dos alérgicos! Graças a ela, dezenas de alérgicos podem se deliciar com brigadeiros, pudins, tortas, musses e mais uma infinidade de doces. Dona da marca Quitutices, Inaiá mostrará, nas próximas páginas, que é possível viver docemente sem nem lembrar que leite condensado existe.

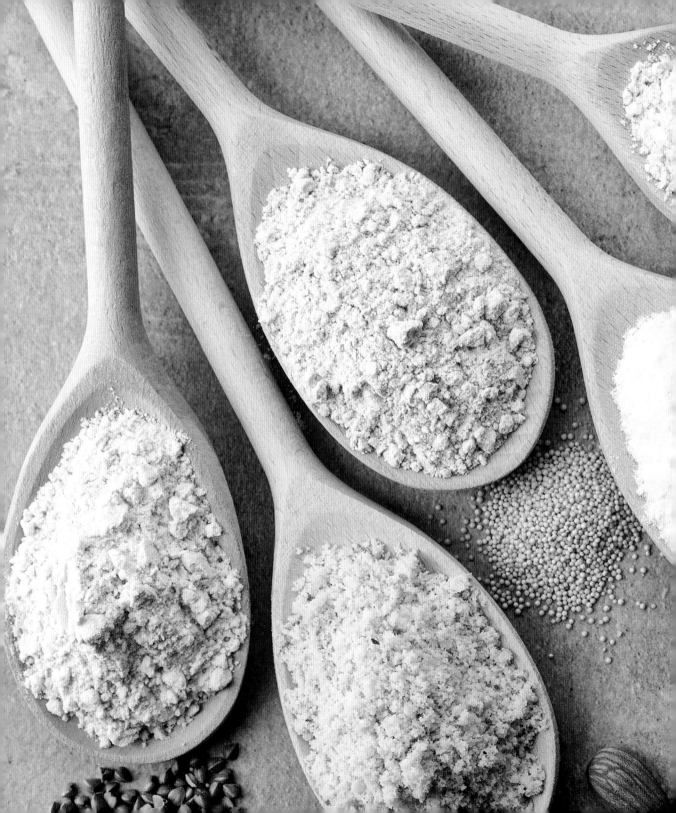

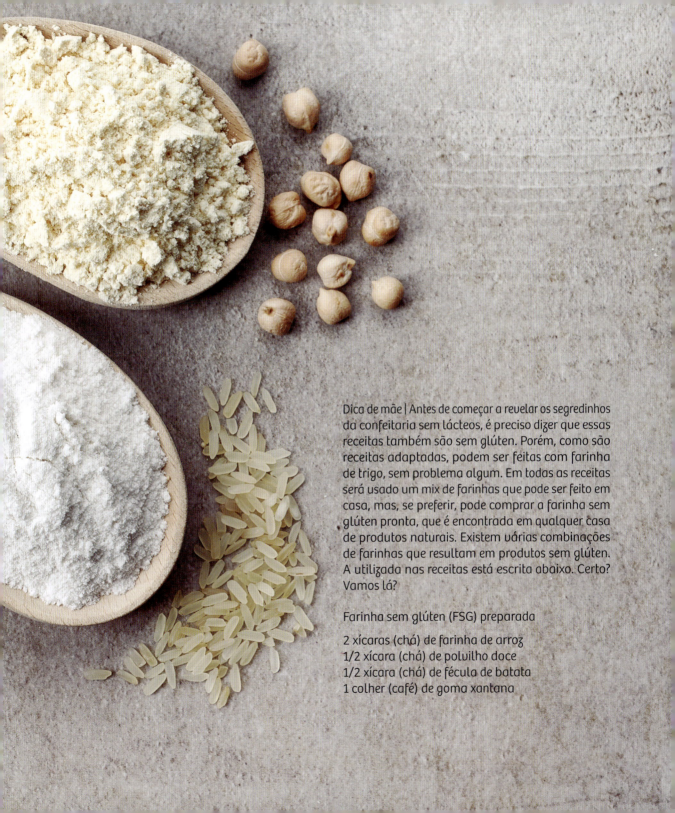

Dica de mãe | Antes de começar a revelar os segredinhos da confeitaria sem lácteos, é preciso dizer que essas receitas também são sem glúten. Porém, como são receitas adaptadas, podem ser feitas com farinha de trigo, sem problema algum. Em todas as receitas será usado um mix de farinhas que pode ser feito em casa, mas, se preferir, pode comprar a farinha sem glúten pronta, que é encontrada em qualquer casa de produtos naturais. Existem várias combinações de farinhas que resultam em produtos sem glúten. A utilizada nas receitas está escrita abaixo. Certo? Vamos lá?

Farinha sem glúten (FSG) preparada

2 xícaras (chá) de farinha de arroz
1/2 xícara (chá) de polvilho doce
1/2 xícara (chá) de fécula de batata
1 colher (café) de goma xantana

Brownie de chocolate

Ingredientes
250 gramas de chocolate 54% cacau, sem leite, picado
1/2 xícara de óleo de girassol ou óleo de coco
5 ovos
1 e 1/2 xícara de açúcar demerara, mascavo ou refinado
1 e 1/2 xícara (chá) de farinha sem glúten preparada
1 colher (chá) de essência de baunilha

Modo de preparo
Preaqueça o forno a 220 graus por, no mínimo, 15 minutos antes de colocar a assadeira com a massa. Forre uma assadeira redonda, de 25 cm, com papel manteiga e unte as laterais com óleo de coco.

Derreta o chocolate junto com o óleo, em banho-maria ou no forno micro-ondas*, e reserve. Na batedeira, misture os ovos e o açúcar, batendo até formar um creme esbranquiçado e fofo. Com a batedeira ligada, adicione o chocolate derretido, aos poucos. Por último, coloque a farinha e bata até ficar homogêneo. Despeje na forma e asse de 15 a 20 minutos, no máximo. Se espetar o palito, ele deverá sair molhado, e não limpo, como em um bolo comum. Para desenformar, espere esfriar completamente.

> **Dica de mãe** | Para derreter o chocolate em banho-maria, ferva a água em uma panela e desligue o fogo. Só então coloque nessa panela o recipiente onde está o chocolate encaixado. O que vai derretê-lo é o vapor da água. O importante é que o fogo esteja desligado e que o fundo do recipiente no qual está o chocolate não encoste na água. Se for usar o forno micro-ondas, coloque o timer de 30 em 30 segundos, sempre retirando o recipiente e misturando um pouco. Esses são os segredinhos para o chocolate não queimar.

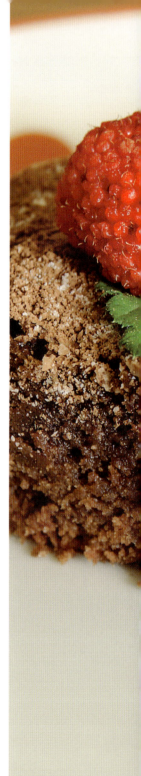

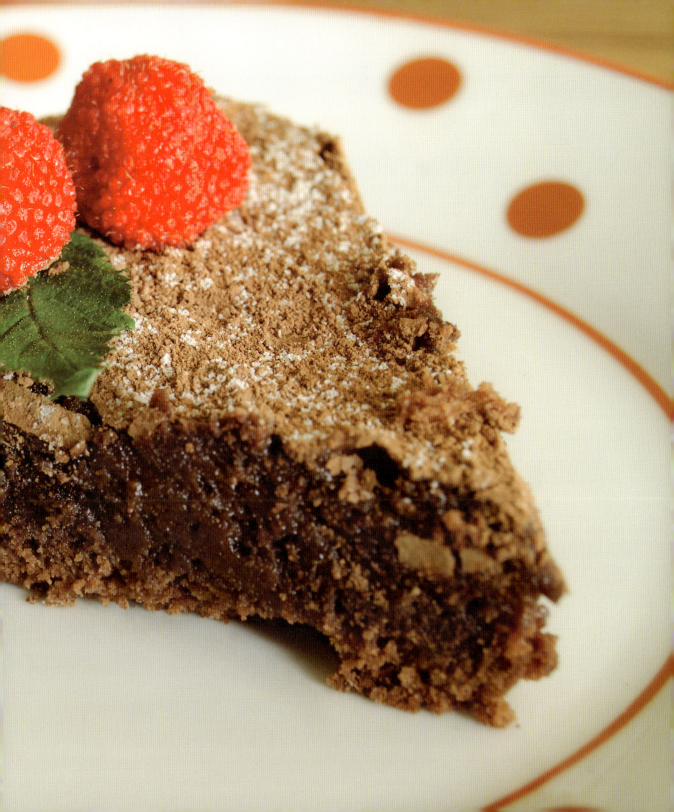

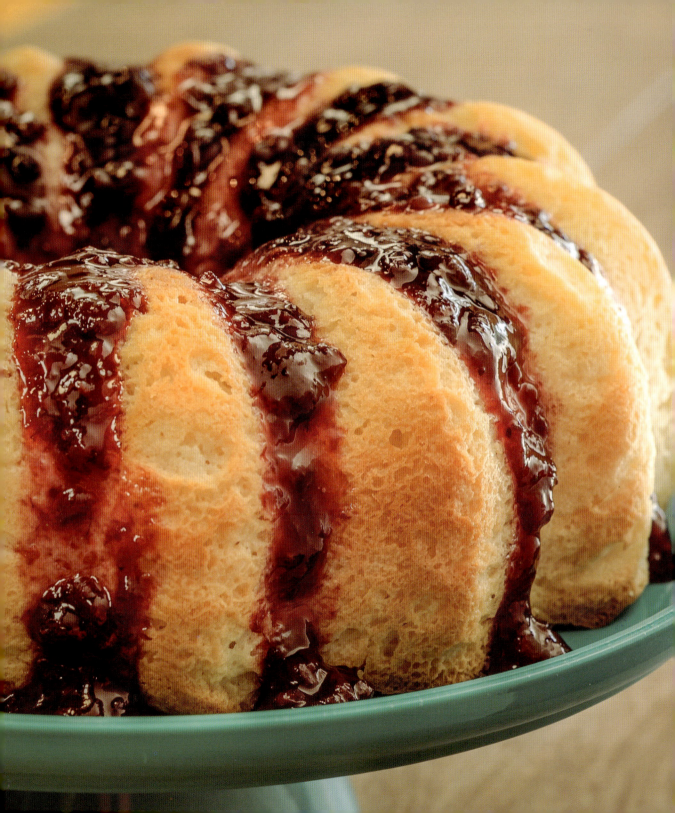

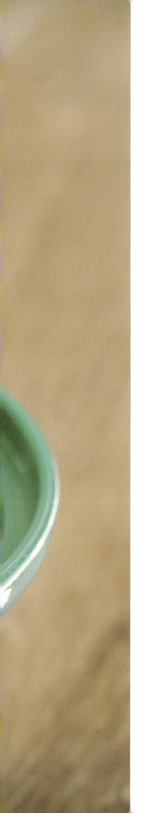

Bolo de limão siciliano

Ingredientes

3 ovos
1/3 de xícara (chá) de óleo de girassol ou de coco
Suco de 1 limão siciliano grande
Raspas de 1 limão siciliano
3/4 de xícara de farinha sem glúten preparada
1/2 xícara de fécula de batata
2 colheres (sopa) de farinha de linhaça dourada
1 colher de sobremesa rasa de fermento químico

Modo de preparo

Preaqueça o forno a 180 graus. Unte uma forma pequena com óleo e farinha de arroz. Em um *bowl*, misture a farinha e o fermento químico, peneirados, e a farinha de linhaça dourada. Reserve. Em outro *bowl* maior, junte as raspas e o suco do limão, os ovos e o óleo. Bata com um *fouet* até espumar um pouco. Despeje os secos no recipiente em que estão os líquidos e misture cuidadosamente, com uma espátula, até ficar homogêneo. Despeje rapidamente na forma. Asse por 25 a 30 minutos ou até o palito sair limpo.
Se quiser, pode adicionar à massa mirtilos ou amoras picadas, antes de colocar no forno. Fica delicioso e com uma cor linda.

Bolo de fubá com calda de goiaba

Ingredientes

4 ovos
280 gramas de açúcar
150 ml de óleo de girassol ou de coco
120 gramas de farinha sem glúten preparada
150 gramas de fubá
200 ml de leite de coco fervendo (ou outro leite vegetal)
1 colher (sopa) de fermento químico
1 colher (sopa) de erva doce (opcional)

Para a calda de goiaba

6 goiabas vermelhas maduras sem casca e sem sementes
1 xícara (chá) de água
1/2 xícara (chá) de açúcar demerara (pode colocar mais, se preferir)
Gotas de limão

Modo de preparo

Calda: Cozinhe as goiabas com a água e o açúcar, até amolecerem bem. Coloque tudo no liquidificador e bata. Volte ao fogo para cozinhar por mais 10 a 15 minutos. Desligue e deixe esfriar.

Bolo: Preaqueça o forno a 180 graus e unte uma forma com óleo e enfarinhe com fubá.

Peneire os secos e reserve. Na batedeira, bata os ovos e o açúcar até formar um creme fofo e esbranquiçado (6 a 8 minutos). Com a batedeira ligada, adicione o óleo, aos poucos. Desligue a batedeira e coloque o leite para ferver. Peneire os secos na mistura de ovos e misture com uma espátula, aos poucos e delicadamente. Despeje o leite fervendo e misture até homogeneizar. Despeje a massa na forma e asse por 30 minutos ou até o palito sair seco.

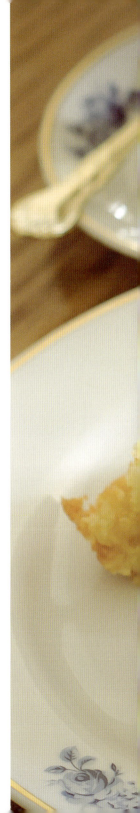

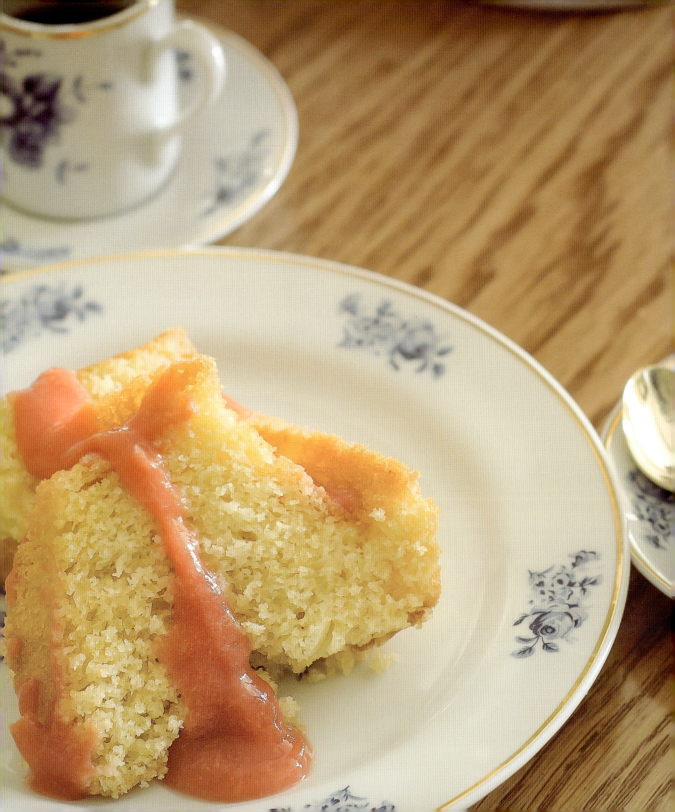

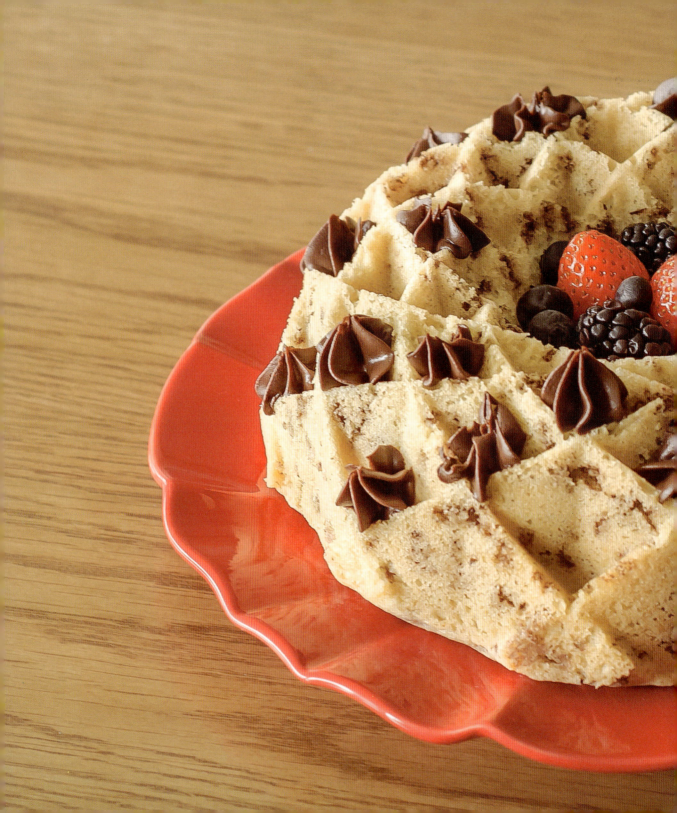

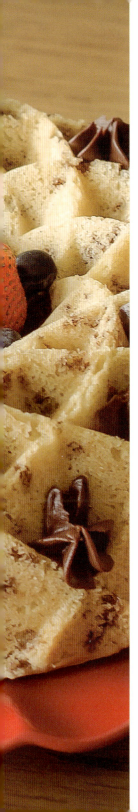

Bolo formigueiro com calda de chocolate

Ingredientes

4 ovos
1 xícara (chá) de açúcar
1/2 xícara (chá) de óleo de girassol ou de coco
1/2 xícara (chá) de leite vegetal ou água morna
2 xícaras (chá) de farinha sem glúten preparada
1 colher (chá) de essência de baunilha
1 colher (sopa) de fermento químico em pó
1 xícara (chá) de granulado sem leite

Modo de preparo

Preaqueça o forno a 180 graus. Unte a forma com óleo e farinha de arroz.
Peneire a farinha e reserve. Na batedeira, bata os ovos e o açúcar até obter um creme fofo e esbranquiçado. Mantenha sempre a batedeira ligada e adicione o óleo aos poucos, a essência, o leite e a farinha. Desligue a batedeira e, com uma espátula, adicione o granulado e, por último, o fermento, delicadamente. Asse por aproximadamente 30 minutos ou até que o palito saia limpo.
Se quiser um bolo de baunilha, adicione mais uma colher (chá) de essência de baunilha e retire o granulado da receita.

Cobertura de chocolate

Opção 1

É mais trabalhosa, mas fica com textura e sabor muito parecidos com brigadeiro.

Ingredientes

500 ml de leite de coco
1/2 xícara (chá) de açúcar demerara
4 colheres (sopa) de chocolate em pó sem leite
100 gramas de chocolate 54% cacau picado, sem leite

Modo de preparo

Cozinhe o leite de coco com o açúcar mascavo por, aproximadamente, meia hora, até reduzir o volume pela metade. Adicione o chocolate em pó peneirado e o chocolate picado. Mexendo sempre, cozinhe até o ponto desejado. Deixe esfriar e depois cubra ou recheie o bolo.

Opção 2

Mais fácil e rápida.
Fica super cremosa.

Ingredientes

1/2 xícara (chá) de água
2 colheres (sopa) de açúcar
3 colheres (sopa) de chocolate em pó
1 colher (sopa) rasa de amido de milho

Modo de preparo

Misture a água, o açúcar e o chocolate em pó peneirado em uma panela e leve ao fogo, até levantar fervura. Desligue o fogo e adicione o amido dissolvido em um pouco de água, mexendo sempre, para não empelotar. Ligue novamente o fogo e cozinhe por 2 a 3 minutos. Despeje em outro recipiente e cubra com plástico filme, em contato com o creme, para esfriar. Cubra ou recheie o bolo.

> Dicas | Sempre que usar amido de milho em alguma receita que vá ao fogo, cozinhe o preparo com o amido por até 3 minutos, para que não fique com o gosto do amido. O plástico filme em contato com o preparo que tenha amido evita que se crie uma película quando frio.

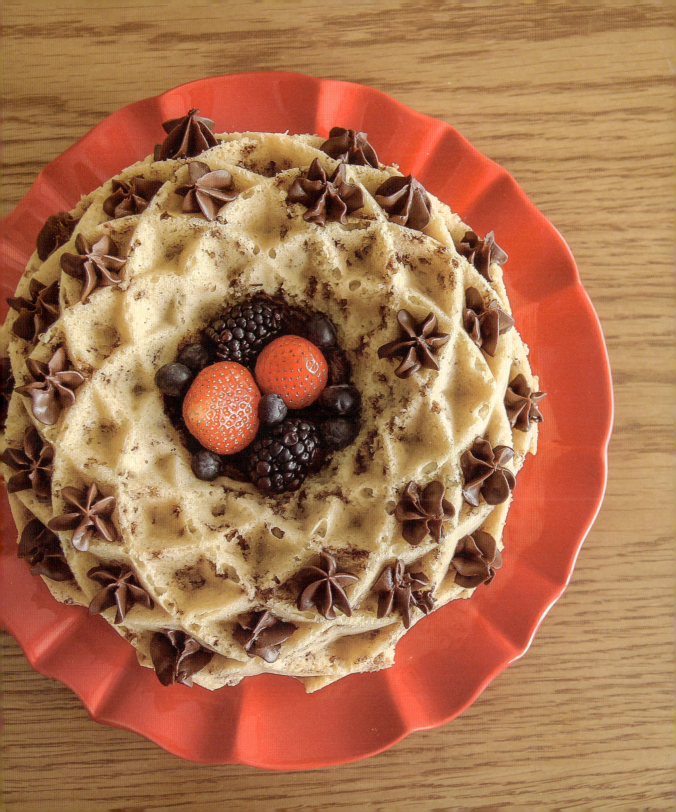

Cookie de baunilha

Ingredientes

60 gramas de manteiga de coco

70 gramas de açúcar demerara

1 ovo

1 colher (chá) de essência de baunilha

100 gramas de farinha sem glúten preparada

40 gr de fécula de batata

1 colher (café) de fermento químico em pó

Granulado ou raspas de chocolate sem leite a gosto

Modo de preparo

Preaqueça o forno a 190º. Unte a assadeira com óleo e enfarinhe com farinha de arroz ou cubra com papel manteiga. Bata a margarina sem leite com o açúcar, até virar um creme. Adicione o ovo e a baunilha e bata novamente.

Adicione a farinha e o fermento e bata. Adicione o chocolate picadinho e mexa com uma colher. Coloque a massa na assadeira, com a ajuda de uma colher, para modelar os *cookies*. Lembre-se de que eles vão crescer um pouco, por causa do fermento; então não precisa ser uma porção grande, e deve ser mantida distância entre os *cookies*, para não grudarem. Leve ao forno por 15 a 20 minutos. Eles deverão ficar douradinhos.

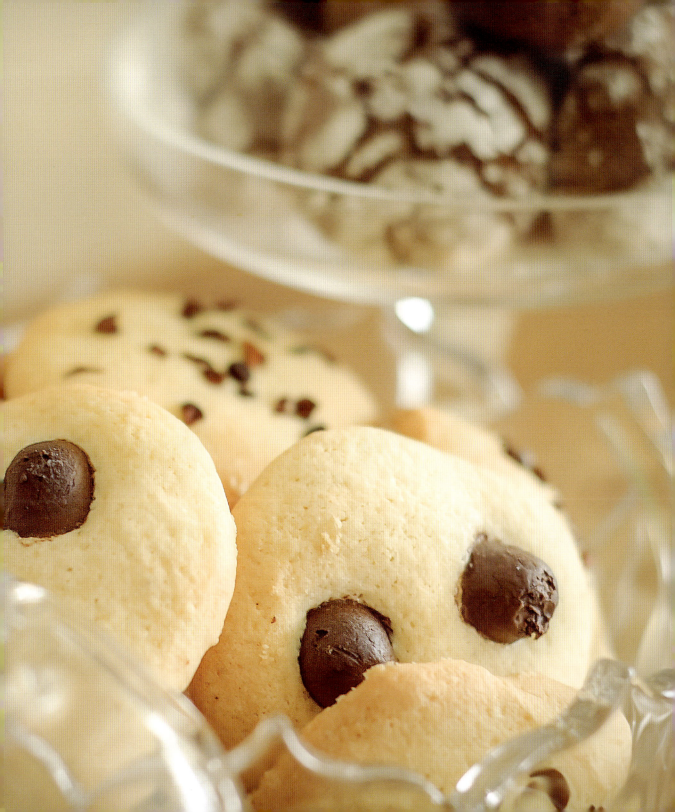

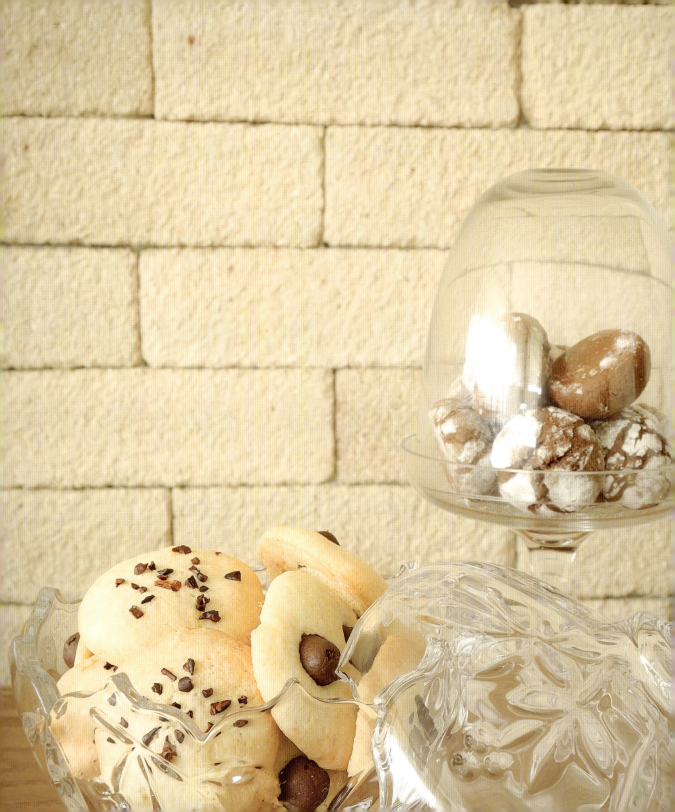

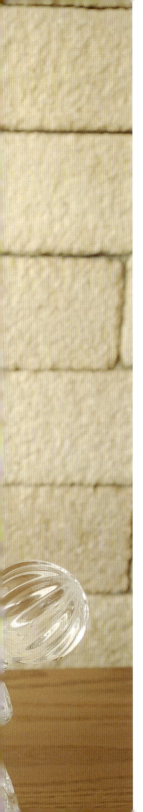

Cookie de laranja

Ingredientes

200 gramas de farinha preparada sem glúten
5 colheres (sopa) de óleo de coco
75 gramas de aveia em flocos grossos ou quinoa em flocos
100 gramas de açúcar mascavo
1/4 xícara (chá) de suco de laranja coado
Raspas de laranja a gosto
1 colher (sopa) rasa de fermento químico em pó
1 colher (sopa) de chia (opcional)

Modo de preparo

Preaqueça o forno a 200 graus. Forre uma assadeira com papel manteiga e pincele um pouco de óleo.
Misture todos os ingredientes secos e as raspas da laranja. Coloque o óleo e o suco de laranja aos poucos, misturando até que a massa solte das mãos. Faça bolinhas e as achate um pouco. Coloque na assadeira e leve ao forno até que estejam douradas.

Cookie de chocolate

Ingredientes

250 gramas de chocolate 54% cacau sem traços de leite

3 ovos

50 gramas de óleo de coco ou de girassol

140 gramas de açúcar demerara

120 gramas de farinha preparada sem gluten

60 gramas de farinha de quinoa (pode ser a quinoa em flocos triturada no processador)

1 colher de chá de fermente químico em pó

1 colher de sobremesa de essência de baunilha

1 pitada de sal

Modo de preparo

Derreta o chocolate com o óleo em banho-maria. Reserve e espere que esteja bem frio. Junte as farinhas e o fermento. Reserve. Bata os ovos com o açúcar até que esteja um creme fofo. Adicione a essência de baunilha e incorpore o chocolate derretido já frio. Por último, incorpore os secos. Pode bater tudo na batedeira. Cubra com um plástico filme e leve à geladeira por 4 horas. Preaqueça o forno a 200 graus e forre uma assadeira com papel manteiga. Faça bolinhas e as achate. Asse por 5 a 8 minutos. Vão ficar um pouco moles, mas depois de frias elas endurecem e ficam beemmm cremosas por dentro.

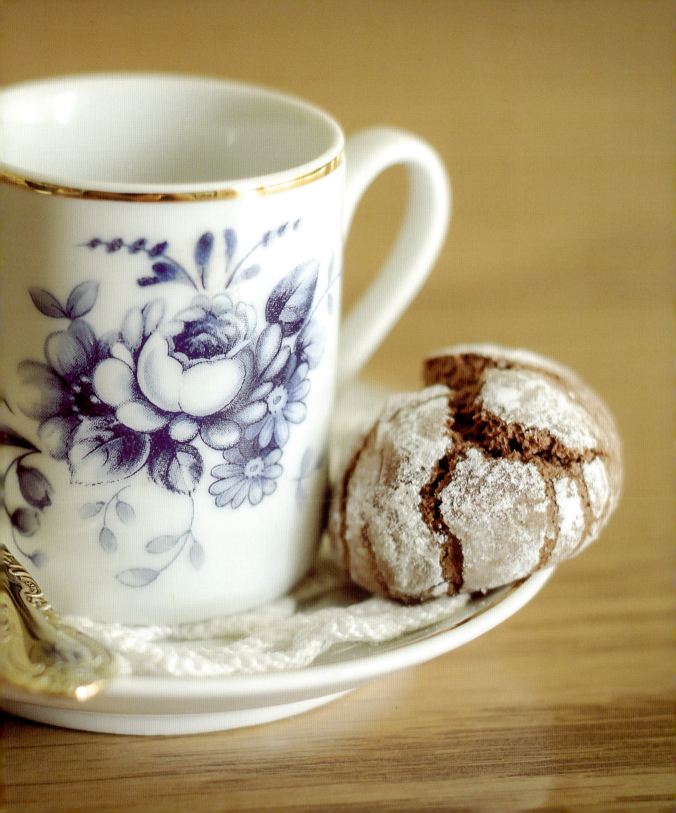

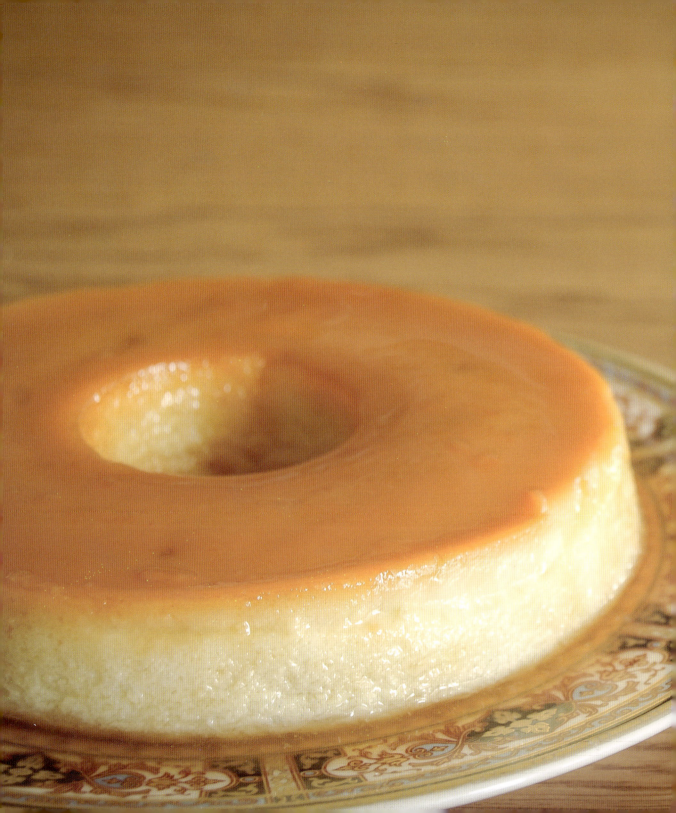

Pudim de "leite"

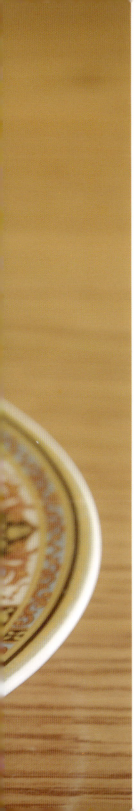

É indicado que esse pudim seja feito em forminhas individuais ou em uma forma de furo no meio, pequena ou média.

Ingredientes

Pudim
300 ml de creme de castanha de caju ou de amêndoas
200 ml de leite de coco
4 gemas
3 ovos
1 xícara (chá) de açúcar
1 colher (sobremesa) de essência de baunilha.

Caramelo

1 xícara (chá) de açúcar
1/4 de xícara (chá) de água fervendo

Modo de preparo

Caramelo (deve ser feito primeiro)

Derreta o açúcar até que esteja bem líquido e com uma cor âmbar. Com o fogo ligado, adicione a água fervendo no açúcar derretido, sem parar de mexer. Cuidado: vai espirrar e parecerá que a mistura irá endurecer, mas não endurecerá. Retire do fogo e forre o fundo da forma. Reserve.

Pudim

Misture os leites em uma panela e os aqueça levemente. Em outro recipiente, junte os ovos, as gemas e o açúcar e bata bastante, com um fouet, até que fique amarelo claro. Adicione o leite morno, aos poucos, para as gemas não cozinharem, mexendo sempre com o fouet. Peneire essa mistura e só então coloque nas formas, até pouco mais da metade.

Asse em banho-maria, em forno preaquecido a 220 graus, por mais ou menos 1 hora e 40 minutos. Se for necessário, adicione mais água quente ao banho Maria, para que a forma sempre fique com água até pouco mais da metade.

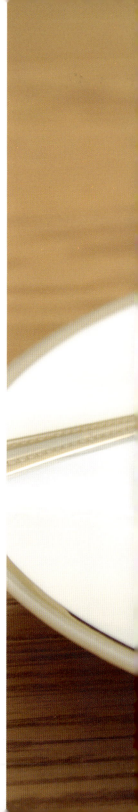

Dica | Para que o pudim não fique com aquelas bolinhas, é só não o bater no liquidificador e sempre coar antes de colocar na forma.

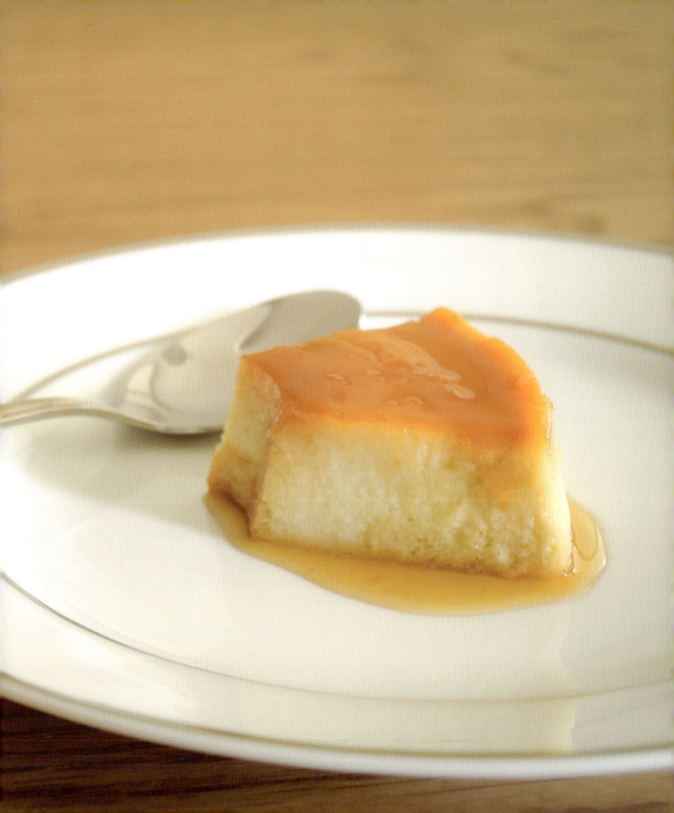

Musse de Chocolate

Para essa *musse* será preciso fazer um *chantilly* de leite de coco e um merengue italiano[1] . Esses dois preparos podem ser usados para rechear ou cobrir bolos. Fica ótimo!

Ingredientes
Chantilly de coco

200 gramas de leite de coco

90 gramas de açúcar (pode ser feito sem açúcar)

1 e 1/2 colher (sopa) de emulsificante para sorvete

1 e 1/2 colher (café) de CMC

Musse

100 gramas de clara de ovo (para o merengue)

100 gramas de açúcar (para o merengue)

200 gramas de chocolate 70% cacau sem leite

50 gramas de óleo de coco

Modo de Preparo

Derreta o chocolate com o óleo em banho-maria e reserve. Deverá ficar morno.

Prepare o chantilly de coco: Coloque o leite de coco no congelador e deixe até que comece a congelar. Não deve ficar totalmente congelado, somente as laterais e o fundo. Na batedeira, em velocidade média/alta, bata o leite de coco semicongelado, o açúcar (opcional), o emulsificante e o CMC até o ponto de chantilly. Reserve na geladeira.

---

1. É cozido e é o mais estável de todos os três tipos de merengues (o francês, o suíço e o italiano). É feito com uma calda de açúcar que foi aquecida até o ponto de bala (116 graus a 118 graus). Essa calda vai ser gradualmente batida com as claras de ovos, após os picos macios se formarem. Esse choque de temperatura permite que as claras sejam consumidas sem precisar de cocção, de maneira segura. A estabilidade e a textura suave o tornam ótimo para se usar em coberturas de bolo, mousses e suflês, permitindo que a sobremesa seja finalizada no forno, congelada ou incendiada. O merengue italiano não vai perder a sua capacidade de pico quando usado no saco de confeiteiro, enquanto o francês e o suíço não terão a mesma resistência.

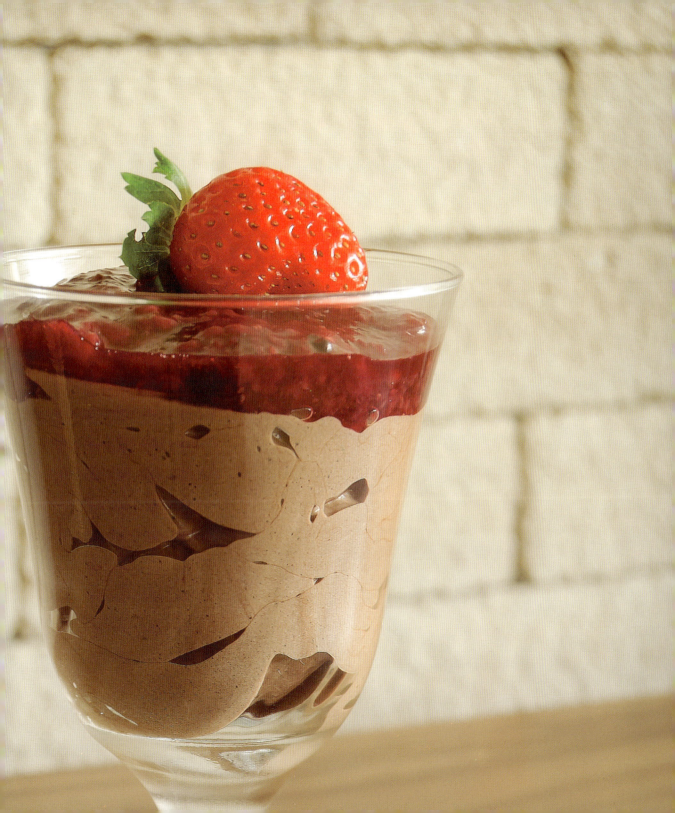

Prepare o merengue

Separe as claras no *bowl* da batedeira. Enquanto a calda de água com açúcar (veja abaixo) estiver sendo feita, comece a bater as claras em velocidade baixa.

Coloque o açúcar em uma panela e adicione água apenas para cobrir o açúcar (pouca água). Sem mexer com a colher, ligue o fogo e deixe que o açúcar derreta até o ponto de bala mole (118 graus).* Quando chegar ao ponto, aumente a velocidade da batedeira (média/alta) e despeje essa calda imediatamente, mas devagar, na batedeira. Bata até o bolw da batedeira ficar em temperatura morna, quase temperatura ambiente.

Monte a musse

Adicione o chocolate derretido, morno, ao *chantilly* de coco e misture delicadamente. Coloque essa mistura no merengue e misture delicadamente até incorporar. Despeje em uma travessa e leve à geladeira por, no mínimo, 2 horas. Sirva com sorvete, calda de frutas vermelhas.

Sugestão de sobremesa: Faça uma base fina com o *brownie* e coloque essa *musse* por cima. Você terá uma deliciosa torta *musse*.

Dica de mãe | Para saber se a calda de água com açúcar está no ponto, coloque um pingo dessa calda em água bem gelada e veja se esse pingo endurece como se fosse uma bala mole.

Dicas para um merengue italiano perfeito

Dica de mãe 1 | Limpe bem a tigela que for usar para bater as claras; qualquer resíduo de gordura não vai deixar a clara prender o ar e ganhar volume. Comece batendo devagar, para permitir que as claras segurem mais bolhas de ar.

Dica de mãe 2 | O uso de cremor tártaro é opcional, mas uma pintada dele ou algumas gotas de suco de limão ou vinagre são geralmente adicionadas. O ácido desses ingredientes vai diminuir o ph, fortificar a proteína e criar mais estabilidade. Adicione algum desses ácidos diretamente nas claras ou apenas esfregue limão por toda a tigela que for usar para bater as claras.

Dica de mãe 3 | Assim que as claras atingirem picos moles, lentamente adicione a calda de açúcar quente em fio.

Dica de mãe 4 | Claras em temperatura ambiente chegam ao ponto desejado mais rapidamente do que as geladas.

Musse de chocolate sem ovo

Ingredientes

Chantilly de coco

200 gramas de leite de coco

90 gramas de açúcar (pode ser feito sem açúcar)

1 e 1/2 colher (sopa) de emulsificante para sorvete

1 e 1/2 colher (café) de CMC[1]

200 gramas de chocolate 70% cacau sem leite

50 gramas de óleo de coco

Modo de Preparo

Derreta o chocolate com o óleo em banho-maria e reserve. Deverá ficar morno.

Prepare o chantilly de coco:

Coloque o leite de coco no congelador até que comece a congelar. Não deve ficar totalmente congelado, somente as laterais e o fundo. Na batedeira, em velocidade média/alta, bata o leite de coco semicongelado, o açúcar (opcional), o emulsificante e o CMC até o ponto de *chantilly*. Adicione a mistura de chocolate ao *chantilly* e misture delicadamente até incorporar. Leve à geladeira por, no mínimo, 2 horas.

Diferença entre as duas *musses*: A feita com merengue fica mais estável e com uma textura mais aerada do que a feita só com o *chantilly* de coco. Porém, as duas são maravilhosas. Faça sem medo.

> Dica de mãe | Para saber se a calda de água com açúcar está no ponto, coloque um pingo dessa calda em água bem gelada e veja se esse pingo endurece como se fosse uma bala mole.

---

1. CMC é abreviatura de *carboximetilcelulose*, um polímero hidrossolúvel derivado de celulose para uso alimentar. O produto é apresentado na forma de pó e tem coloração ligeiramente amarelada. O CMC tem como propriedade principal uma grande capacidade de absorção de água. O produto funciona primordialmente como espessante neutro; porém, é também emulsificante, agente de suspensão homogeneizante e aglutinante. É utilizado em vários alimentos, pela indústria alimenticia, como bolos, sorvetes, cremes, glacês. É levemente laxante e saciador do apetite. Por isso, é algumas vezes usado em quantidades maiores em dietas de emagrecimento.

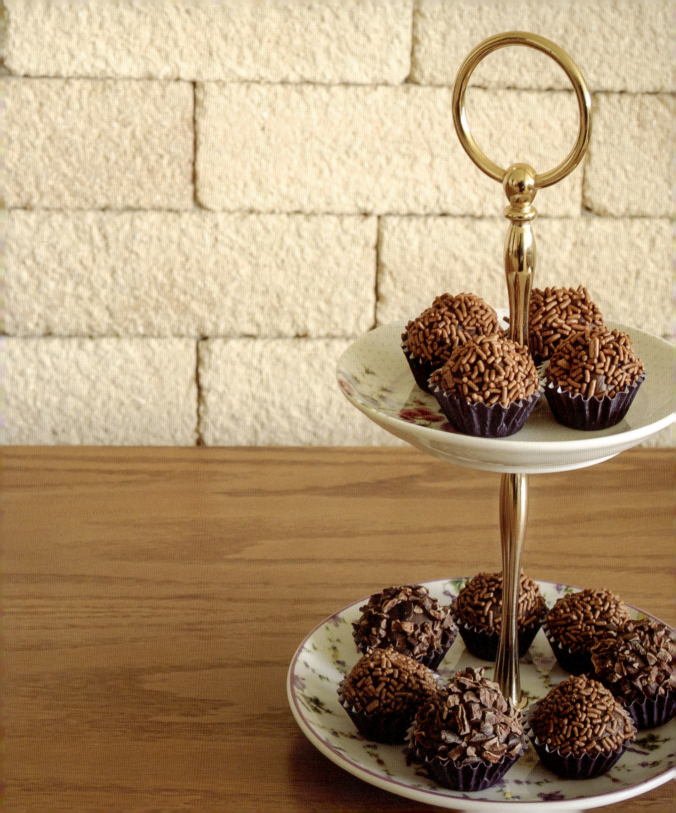

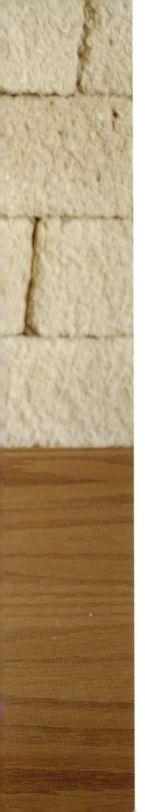

Brigadeiro de bebida vegetal a base de castanhas

Calma! Respire! Você vai se surpreender!
Para essa receita, primeiramente deve ser feito o doce de leite do leite de castanhas. É trabalhoso e demorado, mas vale a pena. Esse doce de leite pode ser comido de colher ou usado para rechear e cobrir bolos. Solte sua imaginação. Vamos lá!

Ingredientes

(rendem aproximadamente 400 gramas de doce de leite)
1 litro de bebida vegetal a base de castanhas
7 colheres (sopa) de açúcar demerara
4 colheres (sopa) de açúcar mascavo
130 gramas de chocolate 70% sem leite

Modo de preparo

Misture a bebida vegetal a base de castanhas e os açúcares em uma panela e cozinhe em fogo baixo por mais ou menos 1 hora e 30 minutos. Não precisa ficar mexendo sem parar, mas dê uma mexidinha de vez em quanto. Adicione o chocolate picado e cozinhe, sem parar de mexer, até que fique em ponto de brigadeiro. Leve à geladeira por aproximadamente 8 horas. Enrole ou coma de colher. Delicie-se.

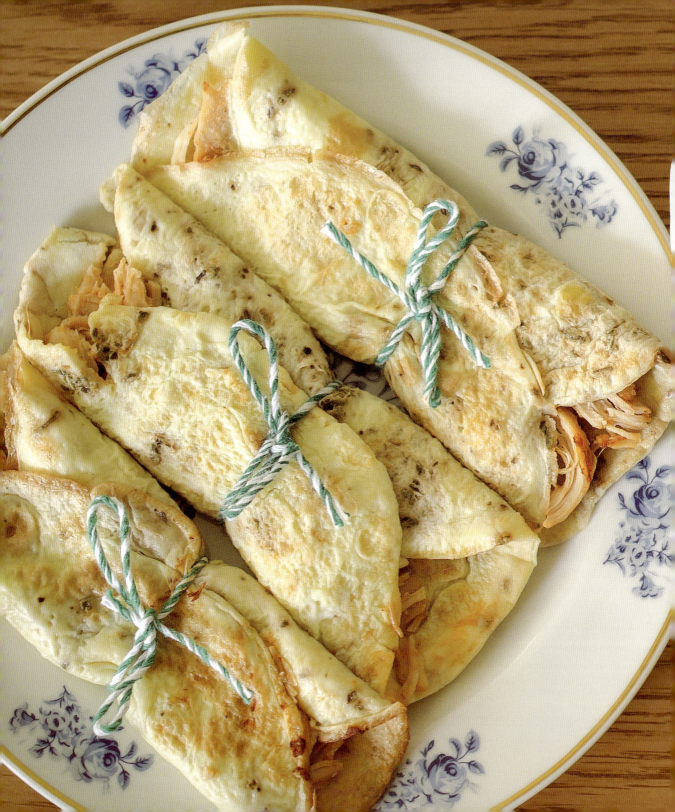

Pães e Lanches

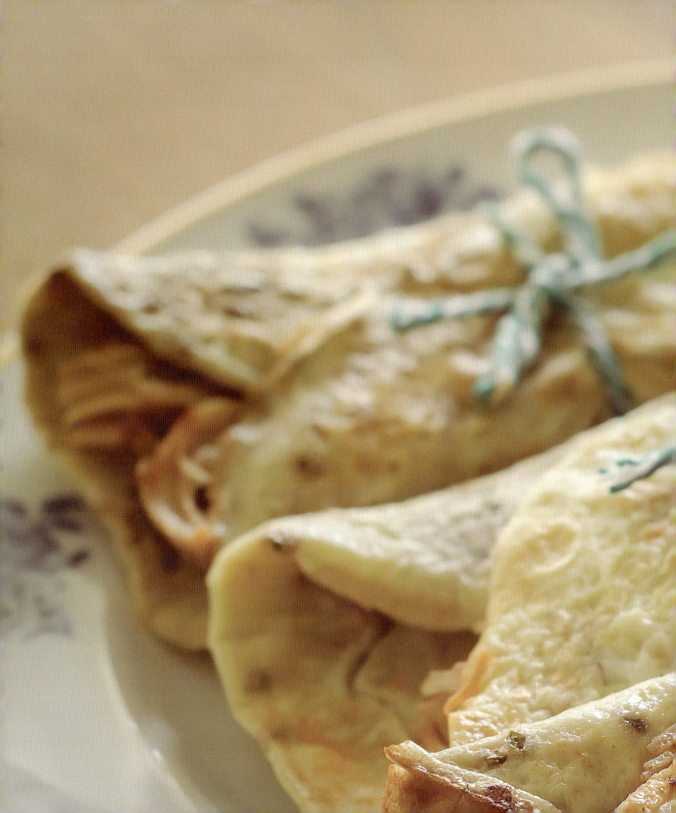

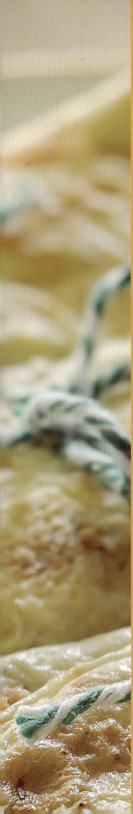

Calmaê, não acabou! Tem mais!

Uma das coisas de que mais senti falta quando vivenciei a dieta restritiva de leite foi a carência de opções para lanches. Sabe aquela fome no meio da tarde? Ou no meio da manhã? E que você quer só dar uma beliscadinha? Pois é... Na rua, tudo leva ou queijo ou manteiga ou derivados de leite em suas inúmeras variações. Passei algum aperto.

Mas aqui vão algumas receitas que lhe ajudarão a preparar seu lanche em casa, sem correr risco de passar por uma contaminação cruzada.

Clafoutis de abobrinha com tomate

Ingredientes

2 abobrinhas pequenas

1 e 1/2 xícara (chá) de tomate cereja (200 gramas)

4 ovos

1 xícara (chá) de bebida vegetal a base de arroz

3/4 de xícara (chá) de farinha de trigo

1 colher (chá) de azeite

1 e 1/2 colher (chá) de sal

Noz moscada ralada na hora a gosto

Pimenta-do-reino moída na hora a gosto

1 colher (sopa) de alho amassado

Modo de preparo

Preaqueça o forno em temperatura média e separe uma forma redonda de uns 30 cm de diâmetro ou uma, de tamanho similar, retangular.

Lave e seque os tomates e a abobrinhas. Retire as pontas das abobrinhas e corte em fatias bem fininhas, em formado de meia lua (não precisa descascar). Com uma faca, faça um corte em "X" na base dos tomates e aperte delicadamente, para retirar as sementes e o líquido. Aqueça uma frigideira e leve ao fogo, com meia colher (sopa) de azeite, metade das abobrinhas com meia colher (sopa) de alho amassado e deixe dourar dos dois lados. Tempere com sal e pimenta-do- reino. Faça o mesmo

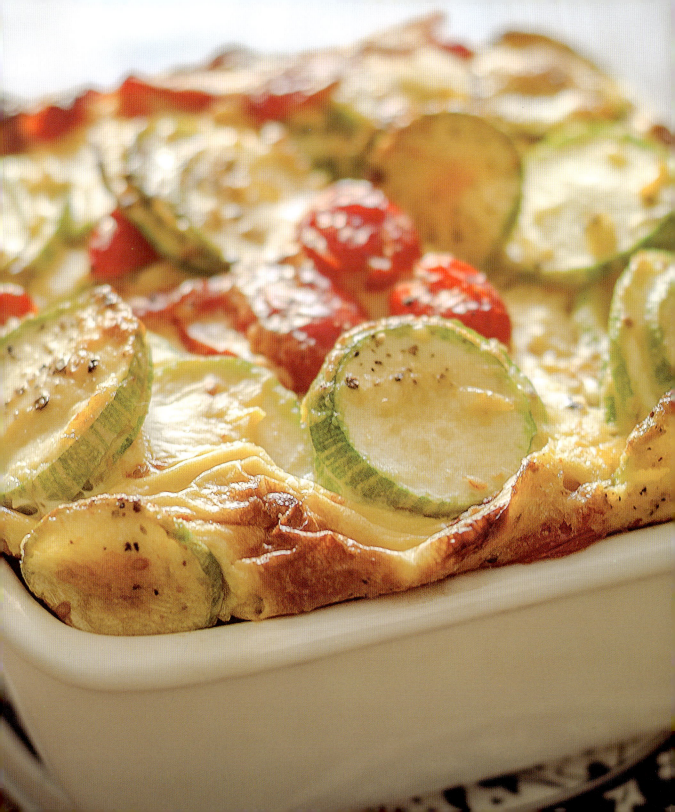

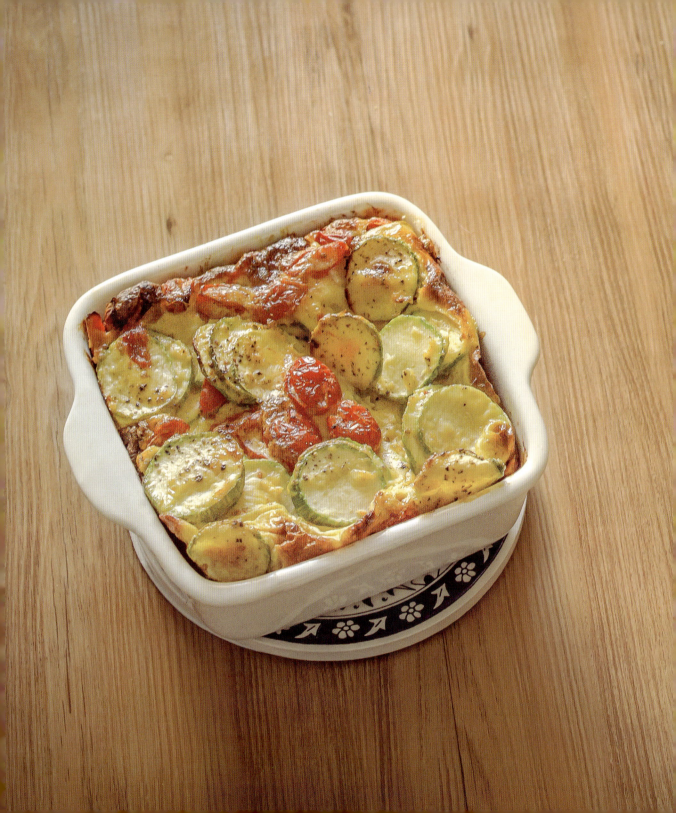

com o restante das abobrinhas, usando o restante do azeite e do alho e temperando da mesma forma. Coloque as abobrinhas e os tomates na forma que irá ao forno. Em um recipiente separado, bata os ovos com um batedor de arame ou garfo. Adicione a farinha aos poucos, para não empelotar. Coloque a bebida vegetal e bata mais um pouco, até a mistura ficar homogênea.

Com o creme, cubra as abobrinhas e os tomates e leve a forma ao forno. Deixe assar por 35 minutos, até estufar e dourar. Sirva ainda quente.

Dica de mãe | Você pode incrementar a receita adicionando os legumes que preferir! Frango desfiado também combina bem.

Biscoito de polvilho

Ingredientes

3 xícaras (chá) de polvilho azedo
1/4 de xícara (chá) de água quente
3 ovos em temperatura ambiente
1/2 xícara (chá) de gordura de palma
1 colher (cafezinho) de sal

Modo de Preparo

Adicione o polvilho, a gordura de palma e o sal em uma tigela, escalde com água quente e bata na batedeira até ficar homogêneo; reserve. Bata as claras em neve e adicione as gemas aos poucos. Acrescente essa mistura de ovos na tigela do polvilho. Misture bem, até ficar homogêneo. Coloque a mistura em um saco de confeitar com bico liso. Confeite em forma com papel antiaderente, em forma de bolinhas ou tirinhas. Asse, em forno baixo, por 25 a 30 minutos, até ficar dourado, não escuro.

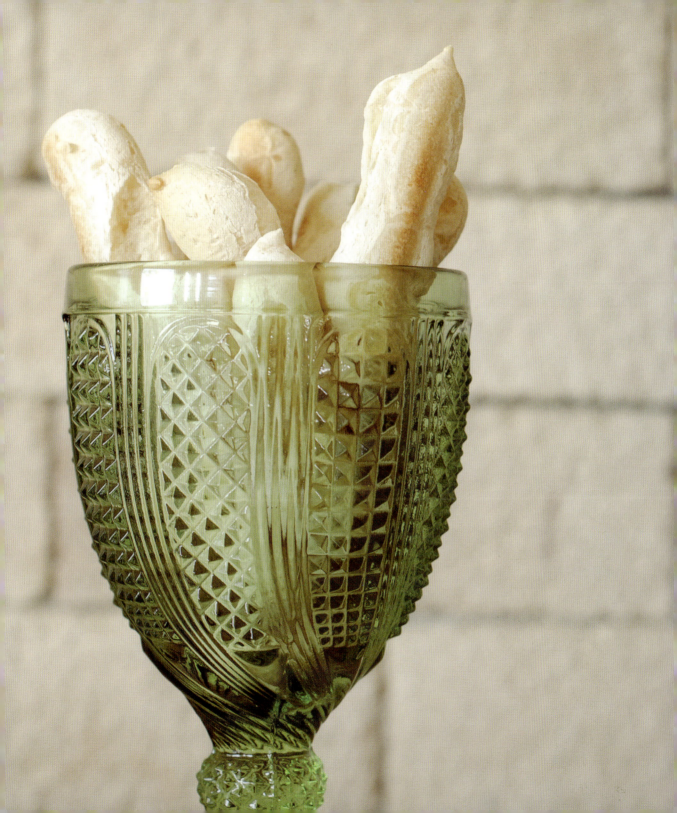

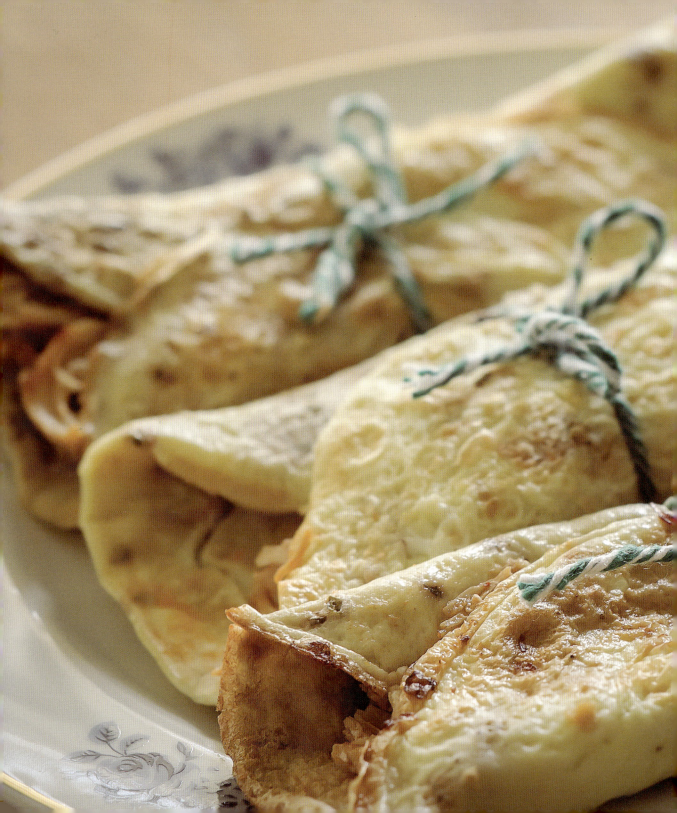

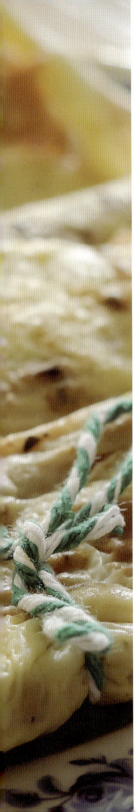

Crepioca

Ingredientes
1 ovo
1 colher (sopa) de polvilho doce ou massa pronta de tapioca

Modo de preparo
Em uma vasilha pequena, misture os ingredientes com um garfo ou batedor de arame. Espalhe sobre uma frigideira preaquecida. Quando estiver firme, vire para dourar os dois lados. Está pronta para servir! Recheie com o que gostar!

> **Dica de mãe** | Eu costumo criar variações dessa receita adicionando ervas, como orégano, ou mesmo pimentas secas moídas. Fica uma delícia!

Cuscuz de milho com tomate

Ingredientes

1/2 pacote de flocão de milho (250 g)
1 colher (sopa) rasa de polvilho doce (7 g)
1 pitada de sal
1 e 1/4 de xícara (chá) de água (150 ml)
1 tomate picado em cubos
Margarina sem leite

Modo de preparo

Coloque o flocão, o polvilho, o sal e a água em uma tigela e misture até que tudo fique ligeiramente úmido. Deixe descansar por cerca de 15 minutos. Depois misture o tomate e coloque em uma cuscuzeira pequena, nivelando a massa, mas sem compactar. Tampe e deixe por 15 minutos no fogo. Para saber se está bom, espete um palito e veja se ele sai limpo. Desenforme ainda quente e sirva, em seguida, com margarina sem leite.

Dica de mãe | A cuscuzeira é uma panela específica, que tem, na parte de baixo, um local para colocar a água, que ao esquentar, cozinha o cuscuz no vapor. A água já deve estar fervendo quando a massa for colocada no recipiente.

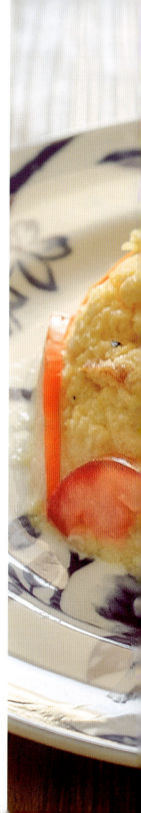

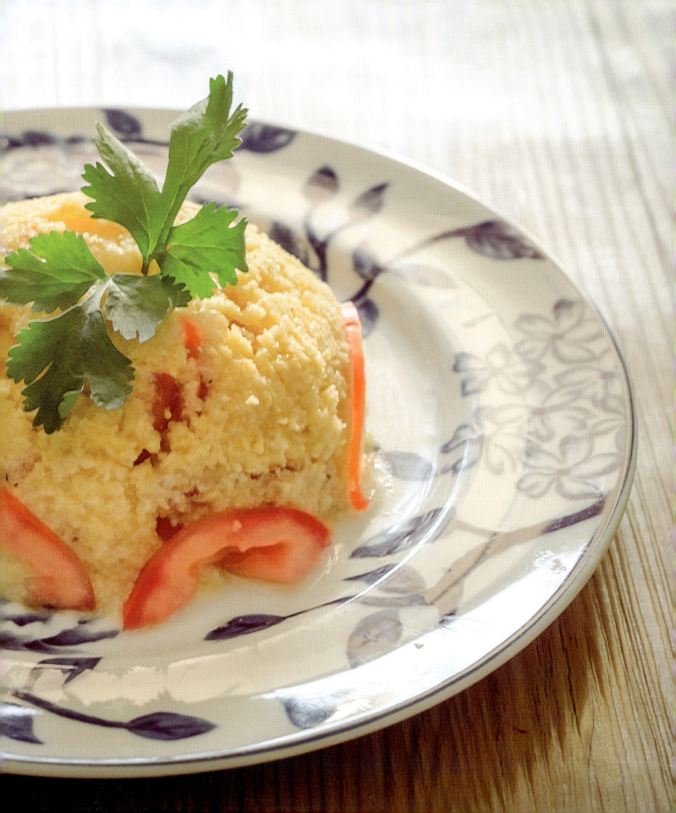

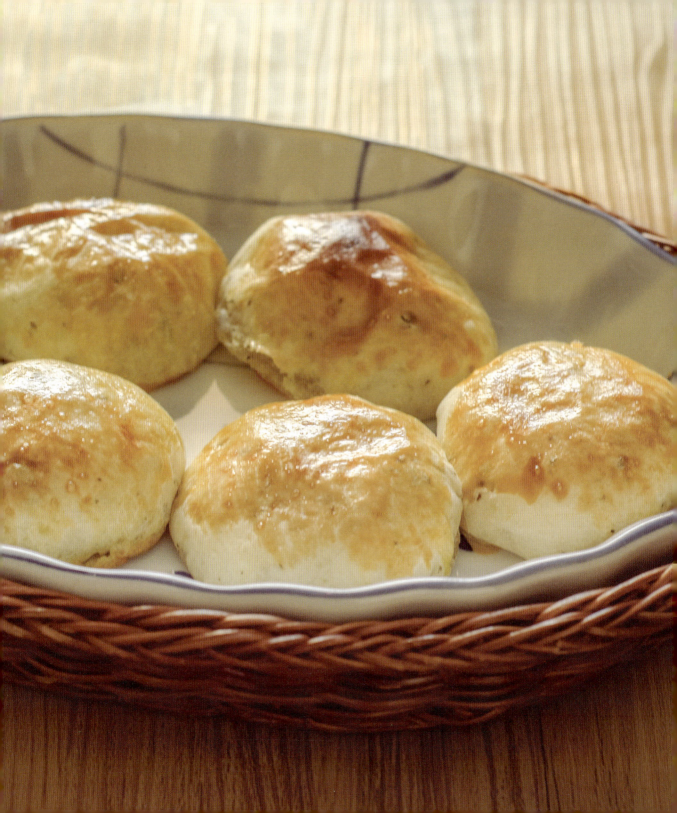

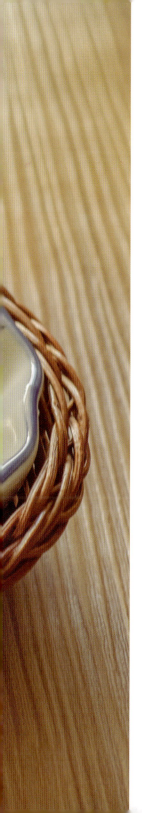

Pão-de-o-quê-você-quiser

Ingredientes
2 xícaras (chá) de polvilho doce
1/2 xícara (chá) de polvilho azedo
1 e 1/2 xícara (chá) de batata baroa bem cozida e amassada (tipo purê)
1/3 xícara (chá) de azeite ou óleo de coco
1/4 xícara (chá) e água morna
Sal rosa do Himalaia a gosto (pode ser sal comum)
Ervas a gosto (tomilho, manjericão, orégano, salsinha, alho-poró...)
1 gema batida

Modo de preparo
Primeiramente, faça o purê uniforme de batata baroa. Espere amornar um pouco e acrescente todos os ingredientes. Misture bem, até formar uma massa homogênea. Preaqueça o forno.
Faça bolinhas com as mãos molhadas (para não grudar muito), do tamanho de um pão de queijo tradicional. Coloque em uma forma uma folha de papel vegetal (não precisa untar nem usar óleo). Disponha as bolinhas na forma deixando um espaço entre elas. Pincele a gema sobre as bolinhas e coloque para assar, em forno médio, até que fiquem douradas (15 a 20 minutos).
Também é possível congelar as bolinhas, para assar em outro dia.

Dica de mãe | O céu é o limite nessa receita. Você pode inovar, misturando na massa frango desfiado, azeitona triturada, *bacon*, alho desidratado, tomate picadinho... o que você quiser e puder comer. Aproveite

167

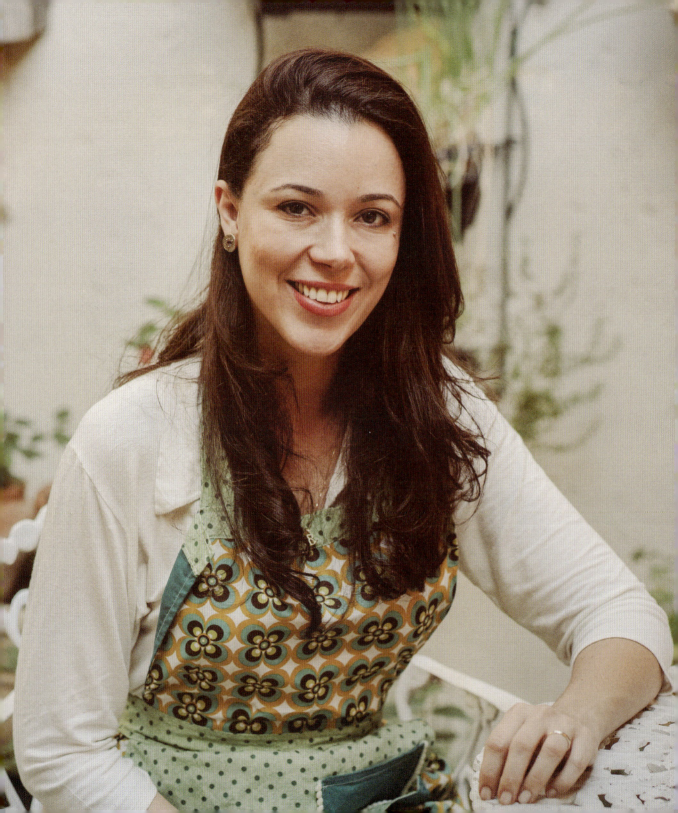

Escritora, jornalista e piloto de fogão no final de semana, Paula Andrade transformou a cozinha da própria casa em um laboratório de experiências gastronômicas após descobrir que o filho de três meses tinha alergia à leite. Como muitas mães de alérgicos, ela não queria parar de amamentar, mas também não queria perder o prazer de comer. Com muito estudo e testes, ela adaptou algumas receitas tradicionais para ajudar outras famílias de alérgicos a passar por essa transição.

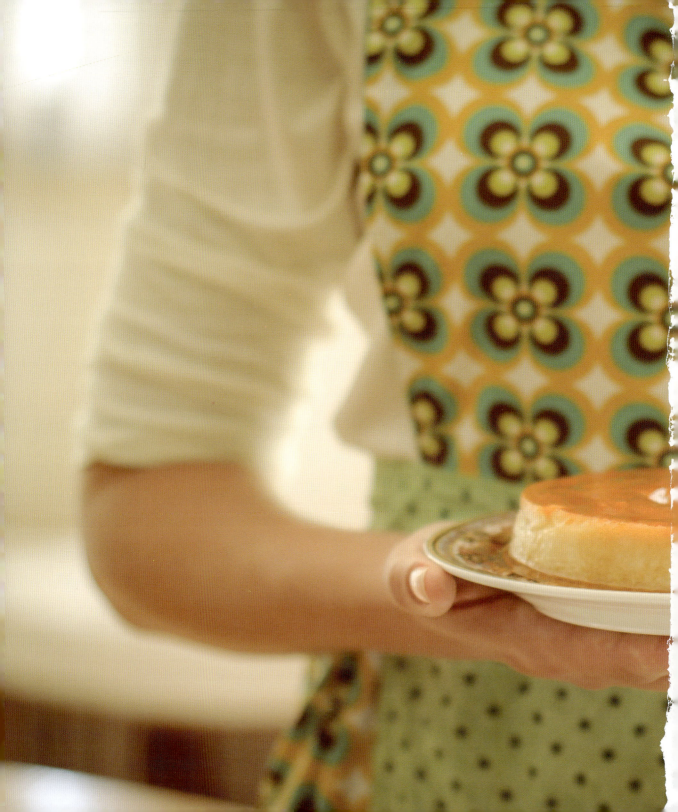

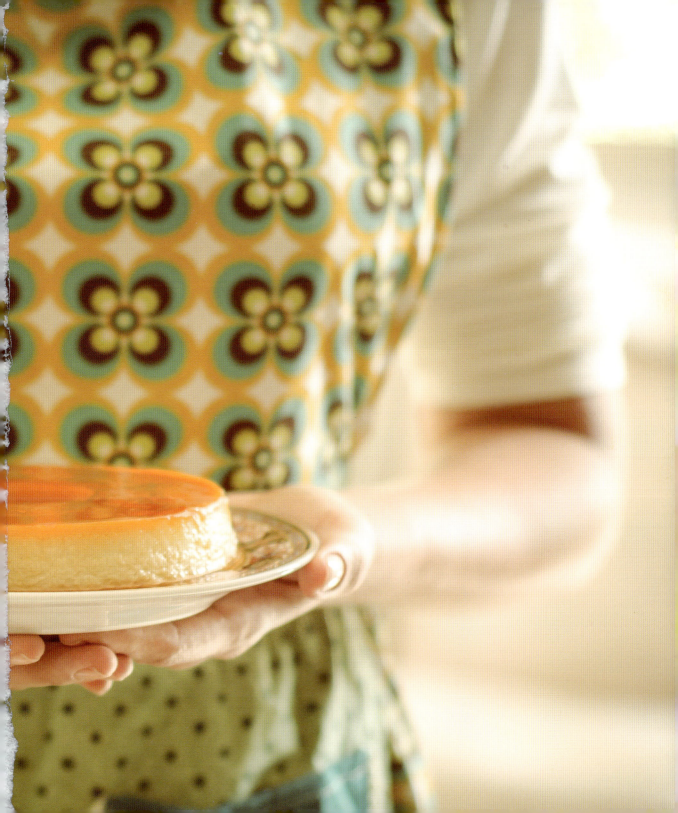

Tipografia: Bree, Aparajita, King Basil
Lite e Watermelon
Papel: Couche Fosco Ld
Impressão: Gráfica Executiva